BEI GRIN MACHT SICH IHR WISSEN BEZAHLT

- Wir veröffentlichen Ihre Hausarbeit,
  Bachelor- und Masterarbeit

- Ihr eigenes eBook und Buch -
  weltweit in allen wichtigen Shops

- Verdienen Sie an jedem Verkauf

Jetzt bei www.GRIN.com hochladen
und kostenlos publizieren

Thomas Urban

Die pflegerische Versorgung von Erwachsenen mit geistiger Behinderung im Krankenhaus

Aktuelle Situation und Probleme

GRIN Verlag

Bibliografische Information der Deutschen Nationalbibliothek:

Die Deutsche Bibliothek verzeichnet diese Publikation in der Deutschen National-
bibliografie; detaillierte bibliografische Daten sind im Internet über http://dnb.d-
nb.de/ abrufbar.

Dieses Werk sowie alle darin enthaltenen einzelnen Beiträge und Abbildungen
sind urheberrechtlich geschützt. Jede Verwertung, die nicht ausdrücklich vom
Urheberrechtsschutz zugelassen ist, bedarf der vorherigen Zustimmung des Verla-
ges. Das gilt insbesondere für Vervielfältigungen, Bearbeitungen, Übersetzungen,
Mikroverfilmungen, Auswertungen durch Datenbanken und für die Einspeicherung
und Verarbeitung in elektronische Systeme. Alle Rechte, auch die des auszugsweisen
Nachdrucks, der fotomechanischen Wiedergabe (einschließlich Mikrokopie) sowie
der Auswertung durch Datenbanken oder ähnliche Einrichtungen, vorbehalten.

Impressum:

Copyright © 2014 GRIN Verlag GmbH
Druck und Bindung: Books on Demand GmbH, Norderstedt Germany
ISBN: 978-3-656-74418-4

GRIN - Your knowledge has value

Der GRIN Verlag publiziert seit 1998 wissenschaftliche Arbeiten von Studenten, Hochschullehrern und anderen Akademikern als eBook und gedrucktes Buch. Die Verlagswebsite www.grin.com ist die ideale Plattform zur Veröffentlichung von Hausarbeiten, Abschlussarbeiten, wissenschaftlichen Aufsätzen, Dissertationen und Fachbüchern.

Besuchen Sie uns im Internet:

http://www.grin.com/

http://www.facebook.com/grincom

http://www.twitter.com/grin_com

Die pflegerische Versorgung von erwachsenen Menschen mit geistiger Behinderung im Krankenhaus

Aktuelle Situation und Probleme

von Thomas Urban

Fachbereich Medizinalfachberufe
Diploma – University of Applied Sciences

Hamm
Abgabedatum: 18. Januar 2014

Inhaltsverzeichnis

Tabellenverzeichnis:

Abkürzungsverzeichnis:

DRG...Diagnosis Related Groups

DSM.....................................Diagnostic and Statistical Manual of Mental Disorder

G-DRG... German Diagnosis Related Groups

ICD......International Statistical Classification of Diseases and Related Health Problems

ICF.....................International Classification of Functioning, Disability and Health

i.v. ....intravenös

KrPflG..Krankenpflegegesetz

PKMS...Pflegekomplexmaßnahmen-Score

SGB...Sozialgesetzbuch

UN-BRK.........................Behindertenrechtskonvention der Vereinten Nationen

WHO...World Health Organization

1. Einführung

1.1 Problemstellung und Vorgehensweise

In zahlreichen Publikationen der letzten Jahre wurden Defizite in der medizinischen Versorgung von geistig oder mehrfach behinderten Menschen, in der Bundesrepublik Deutschland, beschrieben. Überdies fanden verschiedene Fachtagungen bezüglich dieser Thematik statt. Viele Betroffene, Angehörige, Ärzte und Fachverbände der Behindertenhilfe beklagen die aktuelle Situation von Menschen mit geistiger oder mehrfacher Behinderung hinsichtlich der medizinischen, aber auch pflegerischen Versorgung in Akutkrankenhäusern, mit teils drastischen Formulierungen. So sprach beispielsweise Prof. Dr. Michael Seidel, ärztlicher Direktor des Stiftungsbereichs Bethel.regional, in diesem Zusammenhang von einem „gesundheitspolitischen Skandal"[1] und prangerte unter anderem „erhebliche Pflegemängel"[2] an. Dr. Kai Harenski vom Universtitätsklinikum Regensburg behauptete, geistig behinderte Menschen seien im Krankenhaus „Alles andere als Wunschpatienten"[3]. Infolge der öffentlichen Diskussion wurden mehrfach verschiedene Forderungen[4] gestellt, mit der Intention, die derzeitige Situation dieser Patientengruppe zu verbessern. Dabei muss berücksichtigt werden, dass, sollte die Versorgung geistig behinderter Menschen in deutschen Krankenhäusern, im Vergleich mit der übrigen Bevölkerung, tatsächlich deutliche Mängel aufweisen, nicht nur aus ethischen Beweggründen heraus Handlungsbedarf besteht, sondern auch ein Verstoß gegen bestehendes Recht in Deutschland vorliegt.[5]

Im Folgenden wird die aktuelle Situation von Menschen mit geistigen Behinderungen in Akutkrankenhäusern hinsichtlich ihrer pflegerischen Versorgung dargestellt und die sich hierbei eröffnenden Probleme, sowohl aus Sicht der Patienten als auch aus Sicht der Pflegenden, weiter erörtert. Aufgrund des vorgegebenen Umfangs der Hausarbeit werden nicht alle, sondern nur die schwerwiegendsten Problemfelder behandelt. Eine

---

[1] Seidel, Michael, (Behinderte Menschen): Behinderte Menschen überfordern das Krankenhaus, in: Neue Caritas, Ausgabe 13/2009, unter: http://www.caritas.de/neue-caritas/heftarchiv/jahrgang2009/artikel2009/behindertemenschenueberforderndaskranken, Zugriff: 17.12.2013.
[2] Seidel, Michael, Behinderte Menschen (FN 1).
[3] Harenski, Kai: Alles andere als Wunschpatienten, in: Deutsches Ärzteblatt, Jg. 104, Heft 27, 06. Juli 2007, S. A 1970 - A 1971, S. A 1970.
[4] z.B. „Potsdamer Forderungen" der Fachtagung „Gesundheit fürs Leben", 16. Mai 2009, unter: http://www.gesundheitfuersleben.de/gesundheitstagung/abstracts/potsdamer_Forderungen.php, Zugriff: 17.12.2013 und Forderung der nordrhein-westfälischen Landesbehindertenbeauftragten Angelika Gemkow: Sitzung des Landesbehindertenbeirates 23.10.2008, unter: http://www.nrw.de/presse/handlungsbedarf-bei-behinderten-menschen-im-krankenhaus-5325/, Zugriff: 17.12.2013.
[5] Nähere Erläuterung unter 1.3 Rechtliche Grundlagen.

eigene Datenerhebung, die aufgrund der doch begrenzten Datenlage[6] bezüglich der konkreten Fragestellung eingangs sinnvoll erschien, war angesichts des zeitlichen Rahmens nicht realisierbar. Infolgedessen wurden anhand von Studien und Expertenmeinungen verschiedene Probleme bezüglich der stationären Versorgung von Menschen mit geistiger und mehrfacher Behinderung im Krankenhaus herausgearbeitet, zu denen weitere Literaturrecherchen durchgeführt wurden.

1.2 Geistige Behinderung

1.2.1 Die Bezeichnung geistige Behinderung und ihre Definition

Die Bezeichnung „geistige Behinderung", angelehnt an die amerikanischen Begriffe „mental handicap" und „mental retardation", wird in Deutschland erst seit den späten 1950er Jahren verwendet[7] und löste, wenn auch nur langsam, zuvor übliche Begriffe wie „Schwachsinn", „Blödsinn", „Idiotie" und „Oligophrenie" ab.[8] Diese veralteten Bezeichnungen wie beispielsweise „Idiot" erwarben ihren abwertenden Charakter allerdings erst im Laufe der Zeit und wurden ursprünglich nicht derart negativ assoziiert wie heutzutage.[9] Auch der Begriff der geistigen Behinderung wird, laut Theunissen, mittlerweile kritisch gesehen, da er zu negativen Assoziationen verleitet und von Betroffenen als diskriminierend empfunden wird.[10] Dieses Problem liegt möglicherweise nicht in einer falsch oder unglücklich ausgewählten Bezeichnung, auch wenn mit dem Begriff „geistig behindert" erneut eine defizitorientierte Bezeichnung gewählt wurde. Vielmehr ist anzunehmen, dass sich hier eine negative Wertehaltung gegenüber den Menschen mit geistiger Behinderung wiederspiegelt, die dazu führt, dass jede neue, wie auch immer geartete Bezeichnung dieser Gruppe von Menschen, mittelfristig einen stigmatisierenden und abwertenden Charakter erlangen wird.[11]

Zum jetzigen Zeitpunkt existiert keine einheitliche Definition der geistigen Behinderung, stattdessen gibt es eine Vielzahl von Modellen und Beschreibungen des Begriffes.

---

[6] Vgl. Lachetta, Raphael et al.: Erleben von Menschen mit geistiger Behinderung während eines akutstationären Aufenthaltes-Eine systemische Literaturübersicht , in: Pflegewissenschaften, Ausgabe 03/2011, S. 139-148, S. 139.
[7] Vgl. Kulig, Wolfram, Theunissen, Georg, Wüllenweber, Ernst: Geistige Behinderung, in: Wüllenweber, Ernst, Theunissen, Georg, Mühl, Heinz (Hrsg.): Pädagogik bei geistigen Behinderungen, Verlag W. Kohlhammer, Stuttgart, 2006, S. 116-127, S. 116.
[8] Vgl. Theunissen, Georg: Geistige Behinderung und Verhaltensauffälligkeiten, Verlag Julius Klinkhardt, Bad Heilbrunn, 5. Auflage, 2011, S. 11.
[9] Vgl. Frach, Fredericke: Umgang mit geistig Behinderten in der Gesellschaft, Magisterarbeit an der Humboldt Universität Berlin, Philosophische Fakultät III, Institut für Kultur- und Kunstwissenschaften, Fachbereich: Kulturwissenschaft, vorgelegt am 16.06.2003, GRIN-Verlag, München, 1. Auflage, 2003, S.8.
[10] Vgl. Theunissen, Georg (FN 8), S. 11.
[11] Vgl. Kulig, Wolfram, Theunissen, Georg, Wüllenweber, Ernst (FN 7), S. 118.

Zwei der gängigsten sind die der ICD-10 und der DSM-IV. Beide Definitionen enthalten drei wesentliche, nahezu identische Merkmale:

1. Ein unterdurchschnittlicher Intelligenzquotient, der jeweils bei 70 festgelegt wurde.
2. Eine Beeinträchtigung des adaptiven Verhaltens, wenn dieser Punkt auch in der DSM-IV wesentlich differenzierter dargestellt wird und
3. eine Manifestierung der Behinderung bis zum 18. Lebensjahr.[12]

Auffällig ist, dass beide Klassifikationssysteme die geistige Behinderung den psychischen Störungen zuordnen[13] und dass Kontextfaktoren, z.B. soziale Barrieren, keine Berücksichtigung finden. Dieser Zusammenhang stellt einen wesentlichen Teil, beispielsweise des Behinderungsmodells der ICF dar[14], indem Behinderung nicht ausschließlich als Merkmal einer Person, sondern in einem ganzheitlichen Zusammenhang betrachtet wird.

1.2.2 Klassifikation und Epidemiologie

Geistige Behinderungen werden gemäß der ICD-10 in vier Schweregrade unterteilt (Tab. 1). Diese werden ausschließlich anhand der Bestimmung des Intelligenzquotienten zugeordnet,[15] der durch standarisierte Testverfahren ermittelt werden kann. Wenn auch an dieser Stelle kein weiterführender Diskurs bezüglich der Aussagekraft derartiger Intelligenztests stattfinden kann, sollte doch angemerkt werden, dass der Intelligenzbegriff als solcher, ebenso wie die entsprechenden Tests, durchaus kritisch gesehen werden können, da Intelligenz hier fast ausschließlich als Fähigkeit der kognitiven Problemlösung gesehen wird.[16] Partiell werden die Gruppen der mittelgradigen, schweren und schwersten geistigen Behinderungen auch zu einer Klasse der schweren geistigen Behinderung zusammengefasst.[17] Der Bereich der Lernbehinderung der per Definition, zumindest in Deutschland,[18] nicht zu den geistigen Behinderungen zählt und somit in der Klassifikation nicht erscheint, wurde bei einem IQ von 70-84 festgelegt. Die Fähigkeit des adaptiven Verhaltens, wenngleich Teil der Definition der geistigen Behinderung, findet in der Klassifikation keine Berücksichtigung.

---

[12] Vgl. Theunissen, Georg (FN 8), S. 17-18.
[13] Vgl. Theunissen, Georg (FN 8), S. 17.
[14] Vgl. Theunissen, Georg (FN 8), S. 33-35.
[15] Vgl Steinhausen, Hans-Christoph: Epidemiologie, Klinik und Diagnostik der geistigen Behinderung, in: Häßler, Frank, Fegert, Jörg Michale: Geistige Behinderung und seelische Gesundheit, Schattauer Verlag, Stuttgart, New York, 2005, S. 9-18, S. 9-10.
[16] Vgl. Kulig, Wolfram, Theunissen, Georg, Wüllenweber, Ernst (FN 7), S. 116.
[17] Vgl. Steinhausen, Hans-Christoph (FN 15), S. 10.
[18] In anderen Ländern beispielsweise in den USA werden Lernbehinderungen ebenfalls den geistigen Behinderungen zugeordnet.

Geistige Behinderung	ICD-10	IQ	Anteile
leichte	F70	70-50	80%
mittelgradige	F71	49-35	12%
schwere	F72	34-20	7%
schwerste	F73	19-0	< 1%

Tabelle 1: Klassifikation der geistigen Behinderung nach der ICD-10 der WHO[19]

Internationalen Studien zufolge liegt die Prävalenzrate der geistigen Behinderung bei 2-3%. Der Anteil der Menschen mit schweren geistigen Behinderungen liegt relativ konstant bei 0,3-0,5%. Demgegenüber zeigt der Anteil der Menschen mit leichten geistigen Behinderungen deutlich größere Schwankungen und ist stärker mit der sozialen Schichtzugehörigkeit verknüpft.[20] In Anbetracht der unterschiedlichen Schweregrade lässt sich bereits erkennen, wie überaus heterogen die Gruppe derjenigen Menschen ist, die unter dem Begriff der geistigen Behinderung zusammengefasst werden.

Laut dem Statistischen Bundesamt lebten in Deutschland im Jahr 2011 7,3 Millionen Menschen, die als schwerbehindert galten. Die geistigen und seelischen Behinderungen, die in einer gemeinsamen Gruppe aufgeführt werden, machten einen Anteil von 11%, also ca. 800.000 Menschen aus.[21] Laut Seidel wird die Zahl der Menschen mit einer geistigen Behinderung in Deutschland auf 400.000 Personen geschätzt.[22]

1.3 Rechtliche Grundlagen

1.3.1 Grundgesetz und Behindertenrechtskonvention der Vereinten Nationen

1994 wurde das Recht auf Gleichberechtigung behinderter Menschen konkret im Grundgesetz verankert, indem der Artikel 3 GG um folgenden Satz erweitert wurde: „Niemand darf wegen seiner Behinderung benachteiligt werden."[23] Dieses Grundrecht schließt alle Lebensbereiche, und somit auch den Bereich der Gesundheitsversorgung,

---

[19] Steinhausen, Hans-Christoph (FN 15), S. 9.
[20] Vgl. Steinhausen, Hans-Christoph (FN 15), S. 10.
[21] Vgl. Statistisches Bundesamt: 7,3 Millionen schwerbehinderte Menschen, unter:
https://www.destatis.de/DE/ZahlenFakten/GesellschaftStaat/Gesundheit/Behinderte/Aktuell.html, Zugriff: 17.12.2013.
[22] Vgl. Seidel, Michael (Problemaufriss): Die Situation von Patientinnen und Patienten mit geistiger und mehrfacher Behinderung im Krankenhaus – ein Problemaufriss, in (Symposium): Dokumentation des Symposiums am 4. Februar 2010: Patientinnen und Patienten mit geistiger und mehrfacher Behinderung im Krankenhaus – Problemlagen und Lösungsperspektiven, S. 20-29, S. 22, unter: www.beb-ev.de/inhalt/patientinnen-und-patienten-mit-geistiger-und-mehrfacher-behinderung-im-krankenhaus/, Zugriff: 10.12.2013.
[23] Artikel 3, Absatz 3, Grundgesetz der Bundesrepublik Deutschland.

mit ein. Demnach ist beispielsweise die Verweigerung einer stationären Aufnahme, aufgrund einer geistigen Behinderung rechtlich nicht zulässig.[24] Die Behindertenrechtskonvention der Vereinten Nationen (UN-BRK), seit Februar 2009 geltendes Recht in Deutschland,[25] legt explizit fest, dass Menschen mit Behinderungen ein Anrecht auf Gesundheitsleistungen, in der gleichen Breite und Qualität wie jeder andere Mensch, besitzen.[26] Weiterhin verpflichten sich die Vertragsstaaten Gesundheitsleistungen anzubieten, „die von Menschen mit Behinderung speziell wegen ihrer Behinderung benötigt werden".[27] Die besondere Berücksichtigung der Belange behinderter Menschen war allerdings auch schon zuvor durch den § 2a SGB V im deutschen Recht verankert.[28]

1.3.2 Gesetz zur Regelung des Assistenzpflegebedarfs im Krankenhaus

Das Gesetz zur Regelung des Assistenzpflegebedarfs im Krankenhaus, das am 30. Juli 2009 in Kraft getreten ist, hat durch seine Änderungen im SGB V, IX, XI und XII, sowie Änderungen im Bundesversorgungsgesetz[29] insbesondere zwei signifikante Veränderungen in der Versorgung geistig behinderter Menschen im Krankenhaus zur Folge:

1. Das Pflegegeld wird für die Dauer des stationären Aufenthaltes weiter gezahlt, wodurch die Finanzierung der persönlichen Assistenz gesichert wird und
2. von den Betroffenen beschäftigte Pflegekräfte können mit im Krankenhaus aufgenommen werden.

Leider betrifft diese Regelung ausschließlich die Menschen, bei denen eine persönliche Assistenz nach dem Arbeitgebermodell angestellt ist,[30] also nur ca. 2500-3000 der Betroffenen.[31] Der Großteil der Menschen mit Behinderung, bei denen dies nicht der Fall ist, beispielsweise die Menschen, die in Wohneinrichtungen leben, profitiert allerdings nicht von dieser Neuregelung.

---

[24]Vgl. Harms, Käte, Höfert, Rolf et al.: Pflegerische Versorgung und Betreuung von Menschen mit geistiger und mehrfacher Behinderung im Krankenhaus, S. 11, unter: http://www.lebenshilfe-rlp.de/Aktuell/PDF_DOC/Gem_Empf_Kh.pdf), Zugriff: 10.12.2013.
[25]Vgl. Kemmerich, Rudolf: Menschen mit geistiger Behinderung sind gesundheitlich unterversorgt, in: Medizin für Menschen mit geistiger oder mehrfacher Behinderung, 10. Jahrgang, Heft 1, September 2013, S. 32-25, S. 33.
[26]Vgl. Artikel 25, Absatz a, UN-BRK - Übereinkommen über die Rechte von Menschen mit Behinderungen vom 13. 12. 2006, (BGBl. 2008 II, S. 1419).
[27] Artikel 25, Absatz b, UN-BRK (FN 26).
[28] Vgl. Seidel, Michael (Barrierefreiheit): Barrierefreiheit beginnt mit der Wertschätzung der Menschen, in: Deutsches Ärzteblatt, Jg. 110, Heft 33, 19. August 2013, S. A 1548-A 1550, S. A 1548.
[29] Vgl. Gesetz zur Regelung des Assistenzpflegebedarfs im Krankenhaus vom 30.07.2009 (BGBl. 2009 I, S. 2495).
[30] Vgl. Seidel, Michael, Barrierefreiheit (FN 28), S. A 1550.
[31] Vgl. Schnepp, Wilfried, Budroni, Helmut: Die problematische Situation von Patientinnen und Patienten mit Behinderung im Krankenhaus unter besonderer Berücksichtigung der ForseA-Studie, in: Symposium (FN 22), S.58-64, S.62.

2. Analyse der aktuellen Situation und Problematik

Die Situation von Menschen mit geistigen Behinderungen im Rahmen der stationären Behandlung und die damit verbundenen Probleme werden im Folgenden chronologisch dargestellt, beginnend mit der stationären Aufnahme bis hin zur Beendigung der Behandlung. Die Schnittstellen zwischen stationärer Behandlung und häuslicher Versorgung (Aufnahme und Entlassung) und der dazwischenliegende Zeitraum des stationären Aufenthaltes bilden die übergeordneten Gliederungspunkte.

2.1 Stationäre Aufnahme

Im Rahmen der stationären Aufnahme ergeben sich drei zentrale Problemfelder, die nachfolgend dargestellt werden. Die Zuordnung besagt jedoch nicht, dass diese Probleme ausschließlich während der Aufnahme zum Tragen kommen. Die emotionale Situation der Patienten betrifft beispielsweise den gesamten stationären Aufenthalt. Zu Beginn der Krankenhausbehandlung ist ihr jedoch ein besonders hoher Stellenwert zuzuordnen.

2.1.1 Zugang zur Versorgung und Persönliche Assistenz im Akutkrankenhaus

In einigen Fällen stellt bereits der Zugang zur stationären Aufnahme für Menschen mit geistiger Behinderung ein Problem dar. Seidel schreibt in diesem Zusammenhang von einer Ablehnung von kostenintensiven Patienten „Als offene oder verdeckte Verweigerung von stationären Aufnahmen"[32] und davon, dass Begleitpersonen für den stationären Aufenthalt als Aufnahmevoraussetzung eingefordert werden.[33] Diese Forderung nach Personen, die den Patienten während des Krankenhausaufenthaltes begleiten, als obligate Aufnahmebedingung,[34] sowie die Verweigerung der Aufnahme,[35] werden auch von Betroffenen berichtet.[36] Wie häufig es tatsächlich dazu kommt, oder ob es sich hier nur um Ausnahmen mit Seltenheitscharakter handelt, kann aufgrund der begrenzten Datenlage, bezüglich der Situation von Menschen mit geistiger Behinderung im Akutkrankenhaus, speziell in Deutschland,[37] nicht eruiert werden. Festzuhalten

---

[32] Seidel, Michael, Behinderte Menschen (FN 1).
[33] Vgl. Seidel, Michael, Behinderte Menschen (FN 1).
[34] Vgl. Budroni, Helmut et al.: Dokumentation der qualitativen und quantitativen Befragung behinderter Menschen und Pflegepersonen, in: ForseA-Kampagne: Ich muss ins Krankenhaus…und nun?, Dokumentation der Kampagne 2006/2007, S. 8-32, S. 12, unter: http://www.forsea.de/projekte/Krankenhaus/Dokumentation_ich_muss_ins_Krankenhaus.pdf, Zugriff: 17.12.2013.
[35] Vgl. Lachetta, Raphael et al. (FN 6), S. 145, nach Gibbs et al.: The experience of adults with intellectual disabilities and their carers in general hospitals, 2008.
[36] Die ForseA-Befragung bezieht sich auf Menschen mit verschiedenen Behinderungen, nicht ausschließlich auf Menschen mit geistiger Behinderung. In diesem konkreten Fall war eine pflegebedürftige Patientin mit Sehbehinderung betroffen.
[37] Vgl. Lachetta, Raphael et al. (FN 6), S. 139.

bleibt, dass ein derartiges Vorgehen rechtswidrig ist. Das bedeutet allerdings nicht, dass die Mitaufnahme einer persönlichen Assistenz nicht in einigen Fällen sinnvoll und in bestimmten Fällen sogar zwingend erforderlich ist, um den Behandlungserfolg zu sichern und/oder die Sicherheit des Patienten zu gewährleisten.

Oftmals wünschen Betroffene nicht nur die Aufnahme von Begleitpersonen, sondern halten sie selbst, laut der ForseA-Studie, für notwendig. 86% der Befragten gaben an ohne ihre persönliche Assistenz im Krankenhaus nicht zurecht zu kommen[38], 57% sagten sogar aus, dass ein Krankenhausaufenthalt für sie, ohne persönliche Assistenz, gesundheits- oder lebensbedrohlich wäre.[39] Hierbei muss allerdings beachtet werden, dass unter den Befragten 33% eine persönliche Assistenz nach dem Arbeitgebermodell beschäftigen.[40]

Insbesondere zwei Konstellationen führen beim Fehlen einer persönlichen Begleitung zu Problemen der pflegerischen Versorgung:

1. Die Versorgung des Patienten erfordert einen so hohen Personal- und Zeitaufwand, dass der Bedarf mittels der vorhandenen Ressourcen nicht abgedeckt werden kann. Seidel bezeichnet dies als: „wesentlich erhöhter Mehraufwand".[41] Das ist der Fall, wenn z.B. eine kontinuierliche 1:1 Betreuung, aufgrund ausgeprägter Hinlauftendenzen oder schwerer Verhaltensstörungen, erforderlich ist.[42]

2. Seidel spricht in diesen Fällen von einem „quantitativen und qualitativen Mehraufwand",[43] die Versorgung erfordert sehr spezielle fachliche oder personenbezogene Fähigkeiten und Kenntnisse, über die das Pflegepersonal im Krankenhaus nicht verfügt.

In der Regel wird die Aufnahme von persönlichen Assistenzen zur Versorgung von Menschen mit Behinderung auch durch das Pflegepersonal positiv bewertet. Laut der ForseA-Studie begrüßten 91% der Krankenhausmitarbeiter die Versorgung durch die mitgebrachte Assistenz.[44]

---

[38] Vgl. Budroni, Helmut et al. (FN 34), S. 20.
[39] Vgl. Budroni, Helmut et al. (FN 34), S. 20.
[40] Vgl. Budroni, Helmut et al. (FN 34), S. 17.
[41] Seidel, Michael, Problemaufriss (FN 22), S. 28.
[42] Vgl. Seidel, Michael, Problemaufriss (FN 22), S. 28.
[43] Seidel, Michael, Problemaufriss (FN 22), S. 28.
[44] Vgl. Budroni, Helmut et al. (FN 34), S. 27.

Bei geistig behinderten Menschen, die in Einrichtungen der Behindertenhilfe leben, gestaltet sich die Begleitung durch eine Betreuungsperson oft überaus schwierig. Wenn keine Angehörigen für diese Aufgabe zur Verfügung stehen - und das ist mit zunehmender Häufigkeit der Fall[45] - kommen nur noch die Mitarbeiter der Einrichtung in Frage.[46] Aufgrund knapper personeller Ressourcen der Wohneinrichtungen[47] ist es für diese höchst problematisch, teilweise nicht möglich, diese Begleitung zu leisten. Darüber hinaus gestaltet sich auch die Finanzierung, der dadurch entstehenden Personalkosten, aufgrund von Zuständigkeitsproblemen zwischen Krankenkassen und Sozialhilfeträger oftmals als schwierig.[48]

In einigen Fällen ist eine Begleitung aber auch nur für die ersten Tage des Krankenhausaufenthaltes indiziert, denn diese „Eingewöhnungsphase" ist für viele Patienten mit geistiger Behinderung besonders schwierig, da hier oft Unsicherheit und Angst eine große Belastung darstellen.

2.1.2 Emotionale Situation des Patienten – Unsicherheit und Angst

„Mehr als die Hälfte aller Bundesbürger (54 Prozent) fürchtet sich vor einem Krankenhausaufenthalt, circa jeder zehnte hat sogar große Angst davor."[49]

Für Menschen mit geistigen Behinderungen trifft dies in besonderem Maße zu. In der Regel wird ein Krankenhausaufenthalt, nicht von den Betroffenen selbst, sondern von Dritten initiiert.[50] Dem Patienten selbst ist die Notwendigkeit der stationären Aufnahme und den damit zusammenhängenden Maßnahmen dann in vielen Fällen überhaupt nicht bewusst. Außerdem sind für ihn die Abläufe und Strukturen des Krankenhauses wesentlich schwerer nachzuvollziehen und zu durchschauen als für Patienten, die keine geistige Behinderung haben.[51] Nach Lachetta et al. sind die Ursachen für die Ängste geistig behinderter Menschen im Krankenhaus vielfältig.[52] Der Tod von Angehörigen oder

---

[45] Vgl. Harms, Käte, Höfert, Rolf et al. (FN 24), S. 6.
[46] Die hier zitierte Expertenmeinung kann nicht durch Studien belegt werden, erscheint aber allein aufgrund des demografischen Wandels und der gesellschaftlichen Veränderungen plausibel.
[47] Vgl. Paulus, Michaela: Die Situation von Patientinnen und Patienten mit geistiger oder mehrfacher Behinderung im Krankenhaus aus Sicht der Einrichtungen, in: Symposium (FN 22), S. 35-38, S. 36.
[48] Vgl. Harms, Käte, Höfert, Rolf et al. (FN 24), S. 6.
[49] Hempel, Ulrike: Angst im Krankenhaus – Das unliebsame Gefühl, in: Deutsches Ärzteblatt, Jg. 107, Heft 37, 17. September 2010, S. A 1740-A 1742, S. A 1740.
[50] Vgl. Nicklas-Faust, Jeanne: Die medizinische Versorgung von Menschen mit Behinderung in Deutschland, in (Medizin): Eine behinderte Medizin?! – Das Buch zur Kasseler Medizintagung 2001, Lebenshilfeverlag, Marburg, 2002, S. 19-28, S. 25.
[51] Vgl. Seidel, Michael, Behinderte Menschen (FN 1).
[52] Vgl. Lachetta, Raphael et al. (FN 6), S. 144. Lachetta et al. beziehen sich hierbei auf Studien aus Großbritannien. Es gibt keinen ersichtlichen Grund anzunehmen, dass sich die Ängste geistig behinderter Menschen in Deutschland wesentlich unterscheiden.

Freunden im Krankenhaus in der Vergangenheit, schlechte Erfahrungen oder Schmerzen und die Unverständlichkeit von Abläufen und Informationen, sowie auch schlicht die weiße Kleidung lösen bei den Betroffenen Menschen oftmals Ängste aus.[53] Die Angst des Patienten führt nicht nur dazu, dass er sich unwohl fühlt, sie kann auch die physische Genesung negativ beeinflussen[54] Darüber hinaus reagieren Menschen mit geistiger Behinderung auf derartige Belastungssituationen, gekennzeichnet durch Angst, Überforderung und Unsicherheit, häufig mit Verhaltensauffälligkeiten,[55] deren Handling das Krankenhauspersonal oftmals vor weitere Probleme stellt.[56] Um adäquat auf das Verhalten und die Gefühlsäußerungen eines geistig behinderten Patienten reagieren zu können bedarf es umfassender Informationen bezüglich des jeweiligen Patienten.

2.1.3 Pflegeanamnese und individueller Hilfebedarf

Zur professionellen Betreuung und Pflege von Patienten, bei hilfe- und pflegebedürftigen Menschen im besonderen Maße, ist es zwingend notwendig, im Rahmen des Pflegeprozesses, eine umfassende Informationssammlung zu erstellen, um die Bedürfnisse des Patienten einschätzen zu können. Auf der Grundlage dieser Informationen werden Pflegeziele und Maßnahmen geplant, festgelegt und durchgeführt.[57] Die Informationssammlung bildet die Grundlage für alle weiteren Schritte des Pflegeprozesses.[58] Es ist davon auszugehen, dass jeder Gesundheits- und Krankenpfleger dieses methodische Vorgehen beherrscht, da es zu den festgeschriebenen Ausbildungszielen im Krankenpflegegesetz gehört.[59] Insbesondere bei Menschen mit geistiger Behinderung ist eine umfassende Informationssammlung zwingend notwendig, um auf die individuellen und behinderungsbedingten Bedürfnisse eingehen zu können und in der Lage zu sein, ungewöhnliche Verhaltensweisen einschätzen und darauf angemessen reagieren zu können. Des Weiteren vermittelt es vielen Menschen mit geistiger Behinderung auch Sicherheit, wenn Pflegende über ihre persönlichen Bedürfnisse informiert sind und sich somit, auch nach Einschätzung der Betroffenen, besser auf sie einstellen können.[60] Im Rahmen der

[53] Vgl. Lachetta, Raphael et al. (FN 6), S. 144, nach: Gibbs et al.: The experiences of adults with intellectual disabilities and their carers in general hospitals, 2008, und Hart et al: Learning disabilities. Learning-disabled people`s experience of general hospitals, 1998.
[54] Hempel, Ulrike (FN 49), S. A 1740.
[55] Vgl. Seidel, Michael, Behinderte Menschen (FN 1).
[56] Die Problematik „Verhaltensauffälligkeiten" wird unter 2.2.2 näher erläutert.
[57] Vgl. Menche, Nicole et al.: Pflege heute, Urban & Fischer Verlag, München, 5. überarbeitete Auflage, 2011, S. 266.
[58] Vgl. Menche, Nicole et al. (FN 57), S. 267.
[59] §3, Abs. 2 Krankenpflegegesetz vom 16.07.2003 (BGBl. I, S.1442).
[60] Vgl. Lachetta, Raphael et al. (FN 6), S. 144, nach: Hannon, L.: Better preadmission assessment improves learning disability care, 2004.

qualitativen Interviews der ForseA-Studie wurde von Betroffenen berichtet, dass ein „ausführliches Assessment der Fähigkeiten und Bedürfnisse, sowie der infolge der Beeinträchtigung erforderlichen Unterstützung bei (Alltags-)Aktivitäten"[61] nur bei Einzelnen erhoben wurde. In derselben Studie[62] gaben lediglich 29% der befragten Pflegekräfte an, eine umfassende Beurteilung des Pflegebedarfs ihrer Patienten durchzuführen.[63] Der Einschätzung von 10% der Befragten zu Folge ist ein umfangreiches Pflegeassessment im Krankenhaus nicht leistbar.[64] Bei Unkenntnis des individuellen Hilfebedarfs, aber auch der typischen Reaktionen und Verhaltensweisen, Vorlieben, Abneigungen und Rituale eines geistig behinderten Patienten, insbesondere, falls dieser nicht in der Lage oder willens ist, seine Bedürfnisse selbst zu äußern, werden zwangsläufig Missverständnisse und Probleme zwischen Patient und Pflegepersonal, im Rahmen des stationären Aufenthaltes, auftreten.

2.2 Betreuung und Pflege während des stationären Aufenthaltes

Für den weiteren Verlauf des stationären Aufenthaltes bis zur Entlassung wurden vier wesentliche Problemfelder ausgemacht. Zweifelsohne spielen die Einstellung gegenüber geistig behinderten Menschen oder die Art der Kommunikation bereits während der Aufnahme eine Rolle. Dennoch wurden sie bewusst dem zweiten zeitlichen Abschnitt zugeordnet, da sie insbesondere maßgeblich sind für die Interaktion und die Beziehungsgestaltung während der gesamten Dauer des Aufenthaltes. Die Problematik unzureichender personeller und zeitlicher Ressourcen betrifft zweifellos auch die Betreuung geistig behinderter Menschen im Krankenhaus. Die Thematik wird in diesem Zusammenhang jedoch nicht weitergehend behandelt, da es sich hierbei nicht um ein spezifisches, sondern vielmehr generelles Problem handelt, dass alle Patientengruppen betrifft.

2.2.1 Einstellung gegenüber Menschen mit geistiger Behinderung

Laut Seidel beginnt Barrierefreiheit „bei einer offenen und wertschätzenden Einstellung gegenüber Menschen mit Behinderung."[65] Bis heute existiert jedoch eine tendenziell negative Haltung gegenüber behinderten Menschen in unserer Gesellschaft.[66] Dies zeigt

---

[61] Budroni, Helmut et al. (FN 34), S. 14.
[62] Die ForseA-Studie ist diesbezüglich, schon aufgrund der Stichprobengröße, nicht repräsentativ. Trotzdem lässt sich, infolge der Angaben der Befragten, ein Verbesserungsbedarf bezüglich der Anamneseerhebung erkennen.
[63] Vgl. Budroni, Helmut et al. (FN 34), S. 25.
[64] Vgl. Budroni, Helmut et al. (FN 34), S. 25.
[65] Seidel, Michael, Barrierefreiheit (FN 28), S. A 1548.
[66] Vgl. Frach, Fredericke (FN 9), S. 57.

sich, laut Cloerkes, vor allem dadurch, dass einem Menschen mit Behinderung in unserer Leistungsgesellschaft automatisch eine Außenseiterrolle zugewiesen wird, da er bestimmten Leistungsanforderungen von vornherein nicht gerecht werden kann: die soziale Rolle des Behinderten.[67] Dadurch werden die Möglichkeiten seiner gesellschaftlichen Partizipation automatisch limitiert.[68] Das hängt damit zusammen, dass in unserer Gesellschaft Gesundheit, sowie Handlungs- und Leistungsfähigkeit einen sehr hohen Stellenwert besitzen und ein Mensch mit Behinderung diesen Wertvorstellungen nicht entspricht.[69] Da die Einstellung gegenüber behinderten Menschen eng mit den jeweiligen Werten und Normen einer Gesellschaft verknüpft zu sein scheint, ergibt sich daraus eine relativ einheitliche intrakulturelle Haltung.[70] Die Einstellung gegenüber Menschen mit Behinderung hängt wesentlich von der Art und Sichtbarkeit der Behinderung ab und von der Häufigkeit und insbesondere der Intensität des Kontaktes zu behinderten Menschen.[71] Beispielsweise werden geistig und psychisch behinderte Menschen grundsätzlich negativer bewertet als Menschen mit körperlichen Behinderungen.[72] Ein wesentliches Problem ergibt sich aus einer negativen Einstellung gegenüber, in diesem Fall geistig behinderten Menschen insbesondere in der Pflege, da diese Einstellung maßgeblich die Interaktion beeinflusst. Dieser Zusammenhang wird nachfolgend kurz erläutert:

Über verschiedene Sozialisationsmechanismen verinnerlichen Kinder schon frühzeitig, Behinderungen als von der Norm abweichend zu erkennen und grundsätzlich negativ zu assoziieren[73]. Diese Vorstellung wird in der Regel später weiterhin verstärkt.[74] In der Folge führt die Begegnung mit Menschen mit Behinderung bei vielen Personen, insbesondere bei auffälligen Behinderungen, zu Angstgefühlen und Unbehagen. Dies mag neben verschiedenen anderen Ursachen auch mit verborgenen Ängsten, z.B. der Bedrohung der eigenen körperlichen Integrität und einer grundsätzlichen Angst vor allem Fremden und Andersartigen zusammenhängen.[75] Insgesamt führen diese Faktoren zu einer originären, ablehnenden Reaktion. In der Regel folgen auf diese Reaktion jedoch keine offensichtlich ablehnenden Verhaltensweisen, da diese sozial nicht akzeptiert

---

[67] Vgl. Cloerkes, Günther: Soziologie der Behinderten – Eine Einführung, Universitätsverlag Winter, 3. Auflage, 2007, S. 102.
[68] Vgl. Cloerkes, Günther (FN 67), S. 102.
[69] Vgl. Cloerkes, Günther (FN 67), S. 102-103.
[70] Vgl. Cloerkes, Günther (FN 67), S. 106.
[71] Vgl. Cloerkes, Günther (FN 67), S. 105.
[72] Vgl. Cloerkes, Günther (FN 67), S. 105.
[73] Vgl. Cloerkes, Günther (FN 67), S. 119.
[74] Vgl. Cloerkes, Günther (FN 67), S. 114.
[75] Vgl. Cloerkes, Günther (FN 67), S. 109.

sind. Denn eine weitere Norm in unserer Gesellschaft besagt, dass man Menschen mit Behinderung offen und tolerant begegnen soll und sie als gleichberechtigte Menschen anzuerkennen hat.[76] Insbesondere dieser Konflikt führt neben anderen Faktoren, wie der fehlenden Erfahrung in der Interaktion mit behinderten Menschen und der sogenannten Irrelevanzregel,[77] meist zu überformten Reaktionen, wie Mitleidsbekundungen oder aufgedrängter Hilfe und zu Verhaltensunsicherheiten, die zu einer angespannten Atmosphäre während der Interaktion führen und die Tendenz mit sich bringen, derartige Situationen zukünftig zu meiden.[78]

Die Einstellung von Pflegekräften gegenüber geistig behinderten Menschen unterscheidet sich nicht wesentlich von der Einstellung der übrigen Bevölkerung.[79] Daraus folgt, dass hinsichtlich der Interaktion die gleichen Mechanismen zum Tragen kommen. Bezüglich der pflegerischen Versorgung und Betreuung sind aber überformte Reaktionen (z.B. Mitleid, Aufdrängen von Hilfe),[80] da sie von den Betroffenen auch nicht erwünscht sind, insbesondere für die Beziehungsgestaltung hinderlich und unangebracht. Noch problematischer stellt sich die Situation dar, wenn beispielsweise in Situationen, in denen die Pflegkraft beruhigend oder angstlösend auf den Patienten einwirken müsste, von vornherein eine hohe Anspannung die kommunikative Situation bestimmt. Überdies erscheint die ganzheitliche Versorgung eines geistig behinderten Menschen fast nicht möglich, falls es dazu kommt, dass die betreuende Pflegekraft, wenn auch unbewusst, den Kontakt und die Interaktion mit dem Patienten zu vermeiden sucht. Ein bisher unberücksichtigter Faktor, der die Einstellung zu Menschen mit geistigen Behinderungen negativ beeinflusst, ist die Annahme einer möglichen Bedrohlichkeit für Andere,[81] z.B. aufgrund schwerer Verhaltensauffälligkeiten.

2.2.2 Verhaltensauffälligkeiten

Verhaltensauffälligkeiten, teils auch als Verhaltensstörungen oder herausforderndes Verhalten bezeichnet,[82] sind vor allem gekennzeichnet durch ungewöhnliche, von der jeweiligen Norm abweichende Verhaltensweisen. Für den Begriff der Verhaltensauffäl-

---

[76] Vgl. Cloerkes, Günther (FN 67), S. 121
[77] Die Irrelevanzregel ist eine Verhaltensregel die besagt, dass man Menschen mit „Handicaps" so begegnen soll als wäre das Handicap bzw. die Behinderung nicht vorhanden bzw. irrelevant.
[78] Vgl. Cloerkes, Günther (FN 67), S. 122.
[79] Vgl. Cloerkes, Günther (FN 67), S. 148.
[80] Vgl. Cloerkes, Günther (FN 67), S. 121-122.
[81] Vgl. Cloerkes, Günther (FN 67), S. 105.
[82] Vgl. Lingg, Albert, Theunissen, Georg: Psychische Störungen und geistige Behinderung, Lambertus-Verlag, Freiburg im Breisgau, 6. Auflage, 2013, S. 20.

ligkeiten existiert keine einheitliche Definition.[83] Lingg und Theunissen beschreiben Verhaltensauffälligkeiten als „ein gestörtes Verhältnis zwischen Individuum und Umwelt, welches die betreffende Person durch Verhaltensweisen oder Ausdrucksformen zu lösen versucht, die von anderen als normabweichend, erwartungswidrig, gestört oder eben auffällig wahrgenommen und bewertet werden."[84] Menschen mit einer geistigen Behinderung können, ebenso wie jeder andere, Verhaltensauffälligkeiten entwickeln. Diese sind kein Bestandteil der Behinderung, sondern unabhängig davon zu betrachten.[85]. Die Häufigkeiten des Auftretens liegt jedoch bei geistig behinderten Menschen deutlich höher. Ungefähr 40 % sollen Verhaltensauffälligkeiten aufweisen, wenngleich zu beachten ist, dass diese Angaben, je nach Studie, erhebliche Schwankungen aufweisen.[86] Inwieweit diese normabweichenden Verhaltensweisen in der Betreuung während eines stationären Krankenhausaufenthaltes problematisch werden können, wird deutlich, wenn man die verschiedenen Erscheinungsformen der Verhaltensauffälligkeiten näher betrachtet. Theunissen unterscheidet sieben Formen:

Verhaltensauffälligkeiten im Sozialverhalten (z.B. Schlagen, Spucken, Schimpfen), im psychischen (emotionalen) Bereich (z.B. Schreien, Wutanfälle mit heftigem Fußstapfen, ängstliches Verhalten), im Arbeits- und Leistungsbereich (z.B. Arbeitsverweigerung), gegenüber Sachobjekten (z.B. Zerstören von Dingen, Verzehr ungenießbarer Dinge), im somato-psychischen Bereich (z.B. leichte Ermüdbarkeit, Vermeiden von oder übermäßige Nahrungszufuhr), selbstverletzende Verhaltensweisen (z.B. Sich-Kratzen oder Beißen), irritierendes Verhalten (z.B. Personen beschnuppern, Aufspringen und Kreisdrehen).[87]

Derartige Verhaltensweisen können auf Mitarbeiter und Mitpatienten verstörend oder auch beängstigend wirken, in extremen Situationen auch eine Gefahr für den Betroffenen selbst (selbstverletzende Verhaltensweisen, Auffälligkeiten gegenüber Sachobjekten) oder für andere (insbesondere Auffälligkeiten im Sozialverhalten) darstellen. Dem-

---

[83] Vgl. Lingg, Albert, Theunissen, Georg (FN 82), S. 20.
[84] Lingg, Albert, Theunissen, Georg (FN 82), S. 20.
[85] Vgl. Theunissen, Georg: Verhaltensauffälligkeiten und psychische Störungen bei Menschen mit geistiger Behinderung in: Wüllenweber, Ernst, Theunissen, Georg, Mühl, Heinz (Hrsg.): Pädagogik bei geistigen Behinderungen, Verlag W. S. 187-198, S. 187.
[86] Vgl. Lingg, Albert, Theunissen, Georg (FN 82), S. 23.
[87] Vgl. Theunissen, Georg (FN 8), S. 48-49.

nach ist es überaus wichtig, die zu erwartenden Verhaltensweisen zu kennen,[88] auch um keine unbegründeten Ängste zu schaffen und mögliche Auslöser einschätzen zu können.[89] Je nach Art, Form und Häufigkeit der Verhaltensauffälligkeit kann es sinnvoll sein, die Möglichkeit einer Begleitung durch Bezugspersonen zu erörtern.[90] Es sollte in jedem Fall versucht werden, restriktive Maßnahmen, z.b. Sedierung oder Fixierung, zu vermeiden. Da diese Maßnahmen - auch Sedierungen, insbesondere wenn i.v.-Gaben unter Zwang erfolgen - wiederum die Unsicherheiten und Ängste des betroffenen Patienten fördern. Derartige Situationen wirken sich nachhaltig auf den weiteren und folgende stationäre Aufenthalte im Krankenhaus aus,[91] sowie auf die Beziehung zwischen Pflegepersonal und Patienten. Einen wesentlichen Aspekt in der Beziehung zum Patienten und im Umgang mit Verhaltensauffälligkeiten stellt die Kommunikation dar.

2.2.3 Kommunikation

Zegelin bezeichnet Gespräche als Kernaufgabe der Pflege und als wichtige pflegerische Handlung.[92] Doch nicht nur verbale Kommunikation ist ein Kernelement der Pflege, sondern jede Form der Kommunikation, da sie maßgeblich für die Beziehungsgestaltung zwischen Pflegenden und Patienten ist. Neben unserer Sprache kommuniziert jeder Menschen auch über Körpersprache und -haltung, Mimik, Gestik[93] und zahlreiche andere Möglichkeiten der non-verbalen Kommunikation. In der Interaktion mit Menschen mit insbesondere schweren, geistigen Behinderungen nimmt dieser Bestandteil der nonverbalen Kommunikation einen immens hohen Stellenwert ein. Wenn Pflegende beispielsweise in Interaktion mit einem schwer geistig behinderten Menschen treten, dessen Sprachverständnis stark oder vollständig beeinträchtig ist, werden von diesem, insbesondere oder ausschließlich, die non-verbal mitgeteilten Botschaften wahrgenommen.[94] Bei Menschen mit leichter oder mittelgradiger geistiger Behinderung ist häufig die Informationsverarbeitung sowie die Sprachproduktion verlangsamt.[95] Es ist entscheidend, eine gemeinsame Sprachebene zu finden, um auf Augenhöhe kommunizie-

---

[88] Hier zeigt sich erneut die Bedeutung einer umfassenden Informationssammlung (siehe 2.1.4 Pflegeanamnese und individueller Hilfebedarf).
[89] Verhaltensauffälligkeiten können auch als Folge einer somatischen Erkrankung auftreten.
[90] Siehe 2.1.1 Zugang zur Versorgung und Persönliche Assistenz im Akutkrankenhaus (wesentlich erhöhter Mehraufwand).
[91] Siehe 2.1.2 Emotionale Situation des Patienten – Unsicherheit und Angst.
[92] Vgl. Zegelin, Angelika: Pflege ist Kommunikation, in: Die Schwester/Der Pfleger, Jg. 52, Heft 7 2013, S. 636-639, S. 636.
[93] Vgl. Menche, Nicole et al. (FN 47), S. 160.
[94] Vgl. Mall, Winfried: Kommunikation ohne Voraussetzungen mit Menschen mit schwersten Beeinträchtigungen, Winter-Verlag, Heidelberg, 6. Auflage, 2008, S. 53. Über non-verbale Signale werden auch Botschaften bzgl. der persönlichen Einstellung gegenüber dem Interaktionspartner vermittelt. Siehe dazu 2.2.1 Einstellung gegenüber Menschen mit geistiger Behinderung.
[95] Vgl. Neuhäuser, Gerhard, Steinhausen, Hans-Christoph et al.: Geistige Behinderung, Verlag W. Kohlhammer, Stuttgart, 4. Auflage, 2013, S. 369.

ren zu können. Dazu gehört seinem Gegenüber ausreichend Zeit zum Antworten zu geben, in kurzen, leicht verständlichen Sätzen zu sprechen und auf den Gebrauch von Fremdwörtern zu verzichten.[96] Die Art und Gestaltung der Kommunikation scheint ein zentrales Problem in der Betreuung geistig behinderter Menschen im Krankenhaus darzustellen. Nach einer Studie von Gibbs et al., sowie Hart et al. werden Menschen mit geistiger Behinderung im Krankenhaus von Ärzten oftmals nicht direkt angesprochen, sondern es wird zunächst mit Dritten (Angehörigen, Betreuern) über sie gesprochen.[97] Ob sich das Pflegepersonal grundsätzlich anders verhält, bleibt fraglich. Die Einbeziehung der Patienten ins Gespräch hängt scheinbar stark von ihrer Fähigkeit ab, sich verbal mitteilen zu können, und nicht von ihrer Fähigkeit des Sprachverständnisses.[98] Ein weiteres Problem ist, dass keine gemeinsame Sprachebene genutzt bzw. gesucht wird, sondern die Patienten sich häufig mit der Art und Geschwindigkeit des Gesprächs überfordert fühlen.[99] Hinsichtlich des Pflegepersonals wurde vor allem der Wunsch geäußert, die Pflegenden sollten mit mehr Eigeninitiative auf Patienten mit geistiger Behinderung zugehen, da diese sich in fremder Umgebung oft nicht trauten, ihre Bedürfnisse zu äußern, auch wenn sie dazu verbal in der Lage waren.[100] In einer Studie von Iacono und Davis, die von Lachetta et al. angeführt wird, gaben sogar nur 38 von 119 der befragten Personen an, die Möglichkeit gehabt zu haben, ihre Bedürfnisse dem Pflegepersonal mitzuteilen.[101] Bei Menschen mit eingeschränkter Sprachfähigkeit ist ein weiteres Problem, das mitgebrachte Kommunikationshilfen, Zeichentafeln, aber auch elektronische Hilfsmittel, von denen es mittlerweile zahlreiche gibt,[102] von Seiten des Pflegepersonals nicht eingesetzt werden.[103] Da jedoch die Pflegenden für die Patienten die ersten Ansprechpartner darstellen und von allen Berufsgruppen die meiste Zeit beim Patienten verbringen, sollten alle Möglichkeiten für eine erfolgreiche Kommunikation genutzt werden. Möglicherweise sollte das Thema Kommunikation mit Menschen mit geistigen

---

[96] Vgl. Neuhäuser, Gerhard, Steinhausen, Hans-Christoph et al.: (FN 95), S. 369.
[97] Vgl. Lachetta, Raphael et al. (FN 6), S. 143 nach Gibbs et al.: The experiences of adults with intellectual disabilities and their carers in general hospitals, 2008, und Hart et al.: Learning disabilities. Learning-disabled people`s experience of general hospitals, 1998. Beide Studien wurden in Großbritannien durchgeführt. Eine vergleichbare Gesprächssituation in deutschen Krankenhäusern wird angenommen.
[98] Vgl. Lachetta, Raphael et al. (FN 6), S. 143, nach: Gibbs et al.: The experiences of adults with intellectual disabilities and their carers in general hospitals, 2008.
[99] Vgl. Lachetta, Raphael et al. (FN 6), S. 143 nach Gibbs et al.: The experiences of adults with intellectual disabilities and their carers in general hospitals, 2008, und Cumella und Martin: Secondary healthcare and learning disability, 2004.
[100] Vgl. Lachetta, Raphael et al. (FN 6), S. 143 nach: Hart et al.: Learning disabilities. Learning-disabled people`s experience of general hospitals, 1998 und Cumella und Martin: Secondary healthcare and learning disability, 2004.
[101] Vgl. Lachetta, Raphael et al. (FN 6), S. 143, nach Iacono, T. und Davis, R.: The experience of people with devlepment disability in Emergency Departments and hospital wards, 2003.
[102] Vgl. Rüster, Kerstin: Unterstützte Kommunikation mit elektronischen Hilfsmitteln, in: Medizin (FN 50), S. 249-256, S. 249-252.
[103] Vgl. Schnepp, Wilfried, Budroni, Helmut (FN 31), in: Symposium (FN 22), S. 59.

und mehrfachen Behinderungen auch stärker in der Ausbildung von Pflegepersonal berücksichtigt werden.

2.2.4 Aus- und Fortbildung

Auf einem Symposium in Berlin zur Situation geistig und mehrfach behinderter Menschen im Krankenhaus sprachen verschiedene Redner, unter anderem Christoph
Schmidt, Pflegedirektor der Klinik Mara II in Bielefeld, sowie Professor Winfried
Schnepp und Helmut Budroni von der Universität Witten/Herdecke, über die fehlende
bzw. unzureichende Berücksichtigung behinderungsspezifischer Themen in der Ausbildung von Ärzten sowie Gesundheits- und Krankenpflegern, bzw. den notwendigen
Fortbildungsbedarf.[104] Auch die Teilnehmer der Fachtagung „Gesundheit fürs Leben"
in Potsdam, formulierten in den „Potsdamer Forderungen" die Notwendigkeit gesund-
heitsbezogene Themen geistig behinderter Menschen stärker in Aus-, Fort- und Weiterbildung von Ärzten und anderen Gesundheitsberufen zu implementieren.[105]

In der Gesundheits- und Krankenpflege stellt sich die aktuelle Situation in der Tat so
dar, dass das Thema geistige Behinderung bzw. die Pflege von Menschen mit geistigen
Behinderungen keine nennenswerte Rolle spielt. Die Ausbildungsrichtlinien in NRW
empfehlen, insgesamt für das Thema „behinderte Menschen" einen Zeitrahmen von 16
Stunden. Davon entfallen zwölf Stunden, auf das Fach Sozialwissenschaften und nur
vier Stunden auf das Fach Pflege.[106] Dabei beziehen sich die Inhalte im Fach Gesund-
heits- und Krankenpflege primär auf ethische Fragestellungen zum Themenkomplex
Behinderungen.[107] Auch im praktischen Teil der Ausbildung ist kein Einsatz im Bereich der Behindertenhilfe[108], der den angehenden Gesundheits- und Krankenpflegern
ermöglichen würde praktische Erfahrungen mit geistig behinderten Menschen zu sam-
meln, vorgesehen.[109] Die ForseA- Studie ergab, dass nur 21% der Befragten an Fortbil-
dungen zu spezifischen Behinderungen teilgenommen hatten.[110] Somit lässt sich in der

---

[104] Vgl. Schnepp, Wilfried, Budroni, Helmut (FN 31), in: Symposium (FN 22), S. 61, und Schmidt, Christoph: Die Situation von
Patienten mit geistiger und mehrfacher Behinderung im Krankenhaus aus Sicht des Krankenhauses, in: Symposium (FN 22), S. 39-
49, S.43.
[105] Vgl. „Potsdamer Forderungen" (FN 4).
[106] Vgl. Oelke, Uta, (überarbeitet von Hundenborn, Gertrud und Kühne Cornelia): Ausbildungsrichtlinien für staatlich anerkannte
Kranken- und Kinderkrankenpflegeschulen in NRW, November 2003, S. 82, unter:
http://www.mgepa.nrw.de/mediapool/pdf/pflege/pflege_und_gesundheitsberufe/ausbildungsrichtlinien/ausbildungsrichtlinien-
krankenpflege-kinderkrankenpflege.pdf), Zugriff: 28.11.2013.
[107] Vgl. Oelke, Uta (FN 106), S. 81.
[108] Vgl. Ausbildungs- und Prüfungsverordnung für die Berufe in der Krankenpflege vom 10. November 2003 (BGBl. I, S. 2263).
[109] Die Bedeutung des Kontakts bezüglich der Einstellung gegenüber behinderten Menschen wurde bereits unter 2.2.1 erläutert.
[110] Vgl. Budroni, Helmut et al. (FN 34), S. 26.

Tat feststellen, dass es examinierten Pflegekräften an spezifischem Fachwissen für die Pflege und Betreuung von Menschen mit geistigen Behinderungen fehlt.

2.3 Die stationäre Entlassung

Im Rahmen der stationären Entlassung wurden zwei wesentliche Problemfelder identifiziert. Die Vergütung betrifft selbstverständlich den gesamten Krankenhausaufenthalt, erfolgt jedoch formell nach Beendigung der stationären Behandlung.

2.3.1 Entlass-Management

Auch im Rahmen der Planung und Durchführung der stationären Entlassung ergeben sich verschiedene Probleme. So werden insbesondere frühzeitige,[111] sowie schlecht vorbereitete Entlassungen[112] beklagt. Im Rahmen der ForseA-Studie gaben 43% der Befragten an, dass „keine oder keine besonderen[113] Vorkehrungen"[114] hinsichtlich der Entlassung getroffen wurden. Zweifellos bildet die stationäre Entlassung eine wesentliche Schnittstelle, die gute Planung und Durchführung sind entscheidend, um die weitere Versorgung des Patienten zu sichern[115] und eine durch mangelnde Organisation verursachte Wiederaufnahme zu vermeiden.[116] Die Ergebnisse einer explorativen Untersuchung in zwei Bezirken in Hamburg durch Dr. Petra Steffen und Dr. Karl Blum gibt Hinweise darauf, dass Betreuer bzw. Angehörige oftmals erst kurzfristig über anstehende Entlassungen informiert werden.[117] Hinsichtlich der Entlassungen geistig behinderter Menschen aus der stationären Behandlung, bleiben jedoch zu viele Punkte ungeklärt, um eine abschließende Beurteilung der Situation abgeben zu können. Weder ist nachvollziehbar, wie häufig Patienten vorzeitig entlassen werden, noch ist klar, was genau „vorzeitig" in diesem Fall bedeutet, oder ob es sich hier lediglich um eine subjektive Beurteilung handelt. Sollten Patienten tatsächlich verfrüht, also vor der regulären Beendigung der notwendigen diagnostischen und therapeutischen Maßnahmen entlassen werden, wäre es wichtig, die zugrundeliegenden Ursachen zu hinterfragen. Handelt es sich um sogenannte disziplinarische Entlassungen, aufgrund von Verhaltensproblemen oder spielen eher ökonomische Gründe, aufgrund einer kostenintensiven Versorgung

---

[111] Vgl. Paulus, Michaela (FN 47), S. 38.
[112] Vgl. Seidel, Michael, Problemaufriss (FN 22), S. 21.
[113] In ForseA-Studie werden verschiedene Maßnahmen im Rahmen der Entlassung unterschieden (Transport, Hilfsmittel, Vermittlung von Hilfe, Besprechung) allerdings ist nicht definiert was mit „besonderen Vorkehrungen" gemeint ist.
[114] Vgl. Budroni, Helmut et al. (FN 34), S. 21.
[115] Vgl. Menche, Nicole et al. (FN 57), S. 52.
[116] Vgl. Menche, Nicole et al. (FN 57), S. 52.
[117] Vgl. Steffen, Petra ,Blum, Karl: Menschen mit geistiger Behinderung – Defizite in der Versorgung, in: Deutsches Ärzteblatt, Jg. 109, Heft 17, 27. April 2012, S. A 860- A 862, S. A 862.

eine Rolle? Leider liegen auch keine Daten vor hinsichtlich der Form und Qualität der Informationsweitergabe zwischen dem Pflegepersonal des Krankenhauses und den für die häusliche Betreuung zuständigen Personen.

2.3.2 Aufwandsgerechte Vergütung

Harenski schrieb im Deutschen Ärzteblatt, das Patienten mit geistiger Behinderung eine finanzielle Belastung für die Krankenhäuser darstellen.[118] Auch verschiedene Redner des Symposiums in Berlin 2010 führten die Problematik an und beschrieben eine Verschärfung der Situation seit Einführung des DRG-Systems.[119] Stefan Wöhrmann, Abteilungsleiter „Stationäre Versorgung" des Verbandes der Ersatzkassen, verwies auf Ausnahmeregelungen, die seiner Meinung nach ausreichen, um den Mehraufwand bei der Behandlung dieser Patientengruppe angemessen zu vergüten.[120]

An dieser Stelle wird auf zwei dieser Regelungen eingegangen, die einen direkten Bezug zur pflegerischen Tätigkeit besitzen.

1. Neben der Hauptdiagnose[121] werden auch sogenannte Nebendiagnosen[122] im G-DRG-System berücksichtigt. Diese sind teilweise für die Vergütung der Behandlung relevant. Die Kodierung einer geistigen Behinderung (F70-F79 Intelligenzstörungen) als Nebendiagnose ist in der Regel jedoch nicht erlösrelevant.[123] Andere Nebendiagnosen, die häufiger bei Menschen mit mehrfacher Behinderung auftreten, sind dies durchaus.[124] Viele dieser Diagnosen erfordern nicht zwingend einen medizinischen, jedoch einen pflegerischen Mehraufwand während eines Krankenhausaufenthaltes z.B. verschiedene Sinnesbeeinträchtigungen, Paresen oder Plegien, Inkontinenz oder Dysphagien. Hauptkriterium für die Vergütung ist jedoch die Hauptdiagnose.

2. Eine weitere Möglichkeit, den Mehraufwand bezüglich der pflegerischen Tätigkeiten gelten zu machen, geben die Pflegekomplexmaßnahmenscores (PKMS).[125] Bei hoch

---

118 Vgl. Harenski, Kai (FN 3), S. A 1971.
119 Vgl. Schimmelpfeng-Schütte, Ruth: Differenzierte Lösungen aus sozialrechtlicher Perspektive, in: Symposium (FN 22), S. 90-99, S. 90, Vgl. Schmidt, Christoph (FN 104), in: Symposium (FN 22), S. 41.
120 Vgl. Wöhrmann, Stefan: Lösungsperspektiven der Krankenkassen, in: Symposium (FN 22), S. 77-81, S. 80.
121 Diagnose, welche die hauptsächliche Ursache für die stationäre Behandlung darstellt. (Vgl. Hilgers, Sina: DRG-Vergütung in deutschen Krankenhäusern – Auswirkung auf Verweildauer und Behandlungsqualität, Gabler-Verlag, Wiesbaden, 2011, S. 32).
122 Diagnosen, die neben der Hauptdiagnose bestehen oder während des Krankenhausaufenthaltes auftreten. (Vgl. Hilgers, Sina (FN 121), S. 32).
123 Vgl. Möhrle-Schmäh, Irmgard, Oppolzer, Wolfgang: Die Probleme der aufwandsgerechten Vergütung der Betreuung von Patientinnen und Patienten mit geistiger oder mehrfacher Behinderung im Krankenhaus, in: Symposium (FN 22), S. 50-57, S. 52.
124 Ein Beispiel dazu in: Schmidt, Christoph (FN 104),in: Symposium (FN22), S. 42-43 (Kopie des Beispiels in Anhang I)
125 Vgl. Wieteck, Pia, Seitz, Brigitte, Sommerfeld, Walter: PKMS-Kodierung – Exakt dokumentieren – korrekt abrechnen, in: Die Schwester/Der Pfleger, Jg. 51, Heft 10, 2012, S. 1026-1032, S. 1026.

18

aufwendigen Pflegemaßnahmen, die über die „normale volle Übernahme von Pflegetätigkeiten"[126] in verschiedenen Tätigkeitsbereichen hinausgehen, kann innerhalb des G-DRG-Systems, mittels einer sogenannten OPS-Kodierung, eine zusätzliche Vergütung erfolgen.[127] Probleme, die sich hierbei ergeben, sind der zusätzliche Dokumentationsaufwand, der aufgrund von Art und Umfang intensives Training und Schulungen der Mitarbeiter erfordert.[128]

Bei beiden Regelungen bleibt jedoch fraglich, ob die zusätzliche Vergütung tatsächlich dem Mehraufwand an zeitlichen und personellen Ressourcen gerecht wird.[129]

3. Ergebnisse und Ausblick

Anhand der relativ schlechten Datenlage lässt sich erkennen, dass die pflegerische Versorgung von Menschen mit geistiger Behinderung im Akutkrankenhaus in Deutschland bisher in Studien kaum berücksichtigt wurde. Weiterführende Studien sind aber für eine exakte Beurteilung der aktuellen Situation und der Konzipierung von Verbesserungsmöglichkeiten dringend erforderlich.

So bleiben hinsichtlich verschiedener dargestellter Problemfelder viele Fragen offen. Beispielsweise für den Bereich der Verhaltensauffälligkeiten. Welche Verhaltensauffälligkeiten treten während der stationären Behandlung in welcher Häufigkeit und in welchen Situationen auf? Wie bewerten Pflegekräfte das gezeigte Verhalten? Wie gut fühlen Pflegende sich auf diese Situationen vorbereitet und wie reagieren sie auf die gezeigten Verhaltensweisen? Diese und weitere Fragen können derzeit nicht klar beantwortet werden. Erforderlich sind auch umfangreiche Vergleiche der derzeitigen Behandlungsvergütung und des tatsächlich benötigten Ressourcenaufwands zur Versorgung geistig behinderter Menschen. In den diesbezüglichen Stellungnahmen scheinen sich vor allem die gegensätzlichen Interessen der unterschiedlichen Institutionen widerzuspiegeln. Ebenso notwendig erscheinen Studien bezüglich der Problematik des Zugangs zur medizinischen Versorgung bzw. der möglichen Verweigerung und der Fragestellung hinsichtlich möglicherweise verfrühter Entlassungen.

---

[126] Preusker, Uwe K.: Das Deutsche Pflegesystem in 100 Stichworten, medhochzwei-Verlag, Heidelberg, 2012, S. 61.
[127] Vgl. Preusker, Uwe (FN 126), S.61-62.
[128] Vgl. Hohmann, Dirk: Der PKMS ist eine gute Sache!, in: Die Schwester/Der Pfleger, Jg.52, Heft 2, 2013, S. 188-189, S. 188.
[129] Das Zusatzentgelt ZE 130.01 bzw. ZE 130.02 (bei Erwachsenen) das über eine entsprechende PKMS-Kodierung erzielt werden kann entspricht einem Betrag von 2.229,68€ bzw. 1.110,50€.

Über die in dieser Arbeit behandelten Problembereiche hinaus, ergeben sich noch weitere Facetten der pflegerischen Versorgung, die näher betrachtet werden sollten:

- Die interdisziplinäre Zusammenarbeit zwischen Gesundheits- und Krankenpflegern und anderen an der Behandlung geistig behinderter Menschen beteiligten Berufsgruppen, z.b. Ergotherapeuten, Physiotherapeuten und Ärzte.
- Bestehende Kooperationen und Kooperationsmöglichkeiten zwischen Krankenhäusern und Einrichtungen der Behindertenhilfe.
- Barrierefreiheit hinsichtlich der räumlichen und baulichen Rahmenbedingungen in Krankenhäusern.
- Möglichkeiten von tagesstrukturierenden Maßnahmen und Beschäftigungsangeboten im Krankenhaus für geistig behinderte Menschen und ihre Auswirkungen auf andere Problemfelder z.b. Verhaltensauffälligkeiten und die emotionale Situation der Patienten.
- Die Problematik hinsichtlich der Krankenbeobachtung aufgrund untypischer Symptome und Krankheitsverläufe bei Menschen mit geistiger Behinderung.

Obwohl einige Problemfelder nicht abschließend beurteilt werden konnten, sind doch deutliche Defizite in der pflegerischen Versorgung von geistig behinderten Menschen im Akutkrankenhaus zu erkennen. Dies zeigte sich in verschiedenen dargestellten Bereichen z.B. unzureichenden Pflegeanamnesen, Defiziten in der Ausbildung und nicht behinderungsgerechten Kommunikationsformen. Scheinbar sind Pflegekräfte in deutschen Krankenhäusern unzureichend auf die Betreuung dieser Menschen vorbereitet. Das mag damit zusammenhängen, dass wir hier zu Lande, erstmalig seit dem Zweiten Weltkrieg, eine zahlenmäßig große Generation geistig behinderter Menschen im fortgeschrittenen Alter erleben.[130] In Folge dessen hat die Anzahl der geistig behinderten Krankenhauspatienten einen bisher nicht dagewesenen Umfang erreicht. Aufgrund der demografischen Entwicklung und der steigenden Lebenserwartung geistig behinderter Menschen wird die Größe dieser Patientengruppe in den nächsten Jahren jedoch noch weiter anstiegen. Lösungen hinsichtlich der Verbesserung der Versorgungssituation dieser Patienten sind somit zwingend erforderlich.

---

[130] Vgl. Dieckmann, Friedrich, Giovis, Christos: Der demografische Wandel bei Erwachsenen mit geistiger Behinderung, in: Teilhabe – Fachzeitschrift der Lebenshilfe, Jg. 51, Heft 1/2012, S.12-19, S.12.

Anhang

Anhangsverzeichnis:[131]

---

[131] Aus technischen Gründen wurden alle Texte aus den jeweiligen Internetquellen in Word kopiert. Der Inhalte der Quellen wurde in keiner Weise gekürzt oder verändert.

Anhang I

Beispiel: Vergütungsrelevanz Nebendiagnosen:

Schmidt, Christopher: Die Situation von Patienten mit geistiger und mehrfacher Behinderung im Krankenhaus aus Sicht des Krankenhauses, in: Dokumentation des Symposiums am 4. Februar 2010: Patientinnen und Patienten mit geistiger und mehrfacher Behinderung im Krankenhaus – Problemlagen und Lösungsperspektiven, S. 39-49, S. 42-43, unter: www.beb-ev.de/inhalt/patientinnen-und-patienten-mit-geistiger-und-mehrfacher-behinderung-im-krakenhaus/ , Zugriff: 10.12.2012

Hüft-TEP bei Patient ohne weitere Nebenerkrankungen
Hauptdiagnose: M16.1 Coxarthrose
Prozedur: 5-820.00 Implantation einer zementfreien Hüft-TEP
DRG: I47B Revision oder Ersatz des Hüftgelenkes ohne komplizierende Diagnose, ohne Arthrodese,
ohne äußerst schwere CC, Alter > 15 Jahre, ohne komplizierenden Eingriff
Kostengewicht: 2,281
Erlös: 6.495,19 €
Untere Grenzverweildauer 4
Mittlere GVWD 12
Obere GVWD 18

Abb. 1: Hüft-Totalendoprothese bei Patient ohne weitere Nebenerkrankungen

---

Hüft-TEP bei Patient mit geistiger Behinderung
Hauptdiagnose: M16.1 Coxarthrose
Nebendiagnose: Hier ist zu beachten, ob sich der Begriff „geistige Behinderung differenzieren lässt und ob
sich CCL-relevante ICD für z. B. neurologische Symptome oder ein angeborenes Syndrom verschlüsseln lassen, liegt z.b. ein Down-Syndrom vor mit schwerster Intelligenzminderung ohne Verhaltensstörung: Q90.0, F73.9
Prozedur: 5-820.00 Implantation einer zementfreien Hüft-TEP
DRG: I47B Revision oder Ersatz des Hüftgelenkes ohne komplizierende Diagnose, ohne Arthrodese,
ohne äußerst schwere CC, Alter > 15 Jahre, ohne komplizierenden Eingriff
Kostengewicht: 2,281
Erlös: 6.495,19 €
Untere Grenzverweildauer 4
Mittlere GVWD 12
Obere GVWD 18

Abb. 2: Hüft-Totalendoprothese bei einem Patienten mit geistiger Behinderung

Hüft-TEP bei Patienten mit Down-Syndrom, Delir, Inkontinenz, Essstörung
Hauptdiagnose: M16.1 Coxarthrose
Nebendiagnosen: Stuhlinkontinenz R15, Harninkontinenz N39.48
Essstörung F50.8, Delir F05.8, Down-Syndrom Q90.9
Prozedur: 5-820.00 Implantation einer zementfreien Hüft-TEP
DRG: I05Z Anderer großer Gelenkersatz oder Revision oder Ersatz des Hüftgelenkes ohne komplizierende
Diagnose, ohne Arthrodese, ohne Komplexen Eingriff, mit äußerst schweren
CC
Kostengewicht: 2,822
Erlös: 8.035,70 €
Untere GVWD 5
Mittlere GVWD 15
Obere GVWD 25

Abb. 3: Hüft-Totalendoprothese bei einem Patienten mit Down-Syndrom, Delir, Inkontinenz, Essstörung

Anhang II

Seidel, Michael: Behinderte Menschen überfordern das Krankenhaus. Neue Caritas,

Ausgabe 13/2009, unter:

http://www.caritas.de/neuecaritas/heftarchiv/jahrgang2009/artikel2009/behindertemensc

henueberforderndaskranken ,Zugriff 17.12.2013

NEUE CARITAS

Menschen mit Behinderung

Behinderte Menschen über-
fordern das Krankenhaus

Menschen mit geistiger und mehrfacher Behinderung im Krankenhaus brauchen eine andere Pflege und Behandlung als nichtbehinderte Menschen. Das Problem ist komplex, Lösungen sind noch nicht in Sicht, obwohl es viele Vorschläge gibt.
Besorgniserregend mehren sich in jüngster Zeit die Hinweise, dass sich die Situation von Menschen mit schwerer geistiger und mehrfacher Behinderung, die stationär im Krankenhaus behandelt werden müssen, sehr verschlechtert. Die Probleme sind vielschichtig: erhebliche Pflegemängel während des Krankenhausaufenthaltes, personelle Unterstützungen von dritter Seite (Angehörige, Einrichtungen) als Bedingung für Krankenhausaufnahmen, vorfristige und schlecht vorbereitete Entlassungen. Diese Probleme sind nicht grundsätzlich neu, haben sich aber erwartungsgemäß seit Einführung des fallgruppenbezogenen Vergütungssystems (sogenannte DRGs: Diagnosis Related Groups) der stationären Krankenhausleistungen im Jahre 2004 erheblich verschärft.

Bedauerlicherweise ist weder seitens der Krankenkassen noch seitens der Sozialhilfekostenträger die Bereitschaft zu erkennen, zur Lösung des komplexen Problems beizutragen. Beide Seiten richten - natürlich unter wohlfeilem Verweis auf unzumutbare finanzielle Belastungen - ihre Energie auf den Beweis, warum keinesfalls man selbst und ausschließlich andere zuständig seien. Nebenbei: Dies ist ein Beispiel dafür, wie wenig noch in unserer Gesellschaft die Belange behinderter Menschen von bestimmten Entscheidungsträgern als Herausforderung an die eigene Verantwortung begriffen werden. Man sieht daran auch, wie weit wir noch von einer wirklich inklusiven Gesellschaft entfernt sind. Auch die Gesundheitspolitiker(innen) auf Länder- und Bundesebene haben sich dem Problem noch kaum zugewandt.

Die Fachverbände der Behindertenhilfe und die Organisationen der Selbsthilfe bringen das Problem zunehmend offensiv in die öffentliche Diskussion und in den gesundheitspolitischen Diskurs ein. Es sind dringend konzertierte Anstrengungen erforderlich, um diesem gesundheitspolitischen Skandal ein Ende zu bereiten. Auch im Hinblick auf die Krankenhausbehandlung ist endlich dem Gebot der UN-Konvention über die Rechte behinderter Menschen - in Deutschland seit März 2009 unmittelbar geltendes Recht - uneingeschränkte Geltung zu verschaffen, nämlich sicherzustellen, dass Menschen mit Behinderung den anderen Menschen gleichgestellt werden und die notwendige medizinische Versorgung erhalten.

Wohl für jeden Menschen ist ein Krankenhausaufenthalt ein belastendes und einschneidendes Erlebnis. Zumeist in einer Situation von mehr oder weniger ausgeprägter existenzieller Beunruhigung über die Krankheit, Schmerzen und Ungewissheit über die Prognose begegnet man einer schwer durchschaubaren neuen Situation, bedrohlich erlebten Prozeduren und belastenden diagnostischen und therapeutischen Maßnahmen. Im Mittelpunkt des Erlebens stehen folglich oft Gefühle von Abhängigkeit, Fremdbestimmung und Desorientiertheit - nicht selten sogar des Ausgeliefertseins. Weil sich unter dem Druck der Finanzierungsengpässe - auch hier begegnet man übrigens der Verzauberung der Politik durch das neoliberale Versprechen, der Markt werde es schon richten - überall die personelle Ausstattung der Krankhäuser verschlechtert hat, ist die persönliche Ansprache und Unterstützung immer begrenzt. Die Abläufe sind hochgradig standardisiert. Parallel dazu wird vom Patienten eine immer höhere Kompetenz zur Mitwirkung am Behandlungsprozess verlangt.

Krankenhaus macht Angst

Für Menschen mit geistiger und mehrfacher Behinderung stellt sich ein Krankenhausaufenthalt oft noch viel undurchschaubarer, komplizierter und beängsti- gender dar als für Menschen ohne Behinderung. Ihre Möglichkeiten, sich auf neue, hochkomplexe Situationen mit fremden, mit ihren individuellen und mit ihren spezifischen behinderungsbedingten Bedürfnissen unvertrauten Menschen (Pflegekräfte, Ärzte, Therapeuten) einzustellen, sind eingeschränkt. Nicht selten reagieren sie auf die außerordentlichen Belastungen durch die Erkrankung und die Krankenhaussituation mit Verhaltensproblemen, auf deren Bewältigung das Krankenhaus im Allgemeinen weder fachlich noch ressourcenmäßig vorbereitet sein kann. Stattdessen erlebt das Krankenhauspersonal solches Verhalten als Störung der Abläufe, der durch schnellstmögliche Entlassung oder sogar durch Restriktionen (Sedierung, Fixierung) zu begegnen ist, wenn nicht Vertrauenspersonen (Angehörige, Mitarbeiter(innen) aus Behinderteneinrichtungen) einspringen.

Weil Menschen mit geistiger Behinderung nicht selten zusätzliche Behinderungen - zum Beispiel Mobilitätseinschränkungen, Sinnesbehinderungen, Kontrak- turen, Spastik, Schluckstörungen - haben, stellen sich an die Grund- und an die Behandlungspflege sehr individuelle Anforderungen, auf die das Personal einer bestimmten Fachabteilung im Krankenhaus nicht vorbereitet ist - und wohl auch nicht vorbereitet sein kann. Man stelle sich beispielsweise vor, dass eine Patientin mit einer schweren geistigen Behinderung, einer ausgeprägten Spastik und Kontrakturen wegen einer Netzhautablösung in einer Augenklinik aufgenommen wird. Hier liegt das Problem in der pflegerischen Begleitung. Das Personal einer Augenklinik ist nicht darauf vorbereitet, die Patientin so wie notwendig regelmäßig sachgerecht umzulagern und die nötigen Handgriffe fachlich korrekt und rücksichtsvoll auszuführen. Werden jedoch in der pflegerischen Versorgung grobe Fehler gemacht, können gefährliche Folgen entstehen (zum Beispiel Dekubitus, also Wundliegen). Die erheblichen Pflegemängel bei mehrfach behinderten Menschen sind wiederholt publiziert worden.[1]
Natürlich gibt es auch Behandlungssituationen im Krankenhaus, in denen sich die besonderen Anforderungen nicht allein im Pflegeprozess zeigen. Durch die geistige oder mehrfache Behinderung eines Patienten gestalten sich auch der diagnostische oder der therapeutische Prozess schwieriger, langwieriger, komplexer und ressourcenaufwendiger. Weil Menschen mit Behinderung oft nicht präzise genug ihre Beschwerden schildern können, sind überdurchschnittlicher Zeit- und Ressourceneinsatz, der vermehrte Rückgriff auf apparative Untersuchungsmethoden und lange Aufenthaltsdauern unumgänglich.

Krankenhäuser unter Druck

Die Krankenhäuser stehen - offenkundig politisch gewollt - unter erheblichem wirtschaftlichem Druck. Dies wirkt sich schon heute in einem fulminanten Personalabbau am Rande des Pflegenotstandes und mit erkennbarem Ärztemangel aus. Die Politik will mit dem seit dem Jahr 2004 bestehenden Fallpauschalensystem als Grundlage der Krankenhausvergütung auch die Bettenkapazitäten reduzieren - im Darwin-Jahr sei die Erinnerung an das Motto "Survival of the Fittest" erlaubt - und nimmt dabei die Zentralisierung und den strukturellen Wandel der Krankenhauslandschaft in Kauf. Damit werden kleine, wohnortnah versorgende Krankenhäuser auf lange Sicht zugunsten zentraler Standorte von Großkrankenhäusern verschwinden. Die Ablehnung von unzulänglich refinanzierten kostenintensiven Patient(inn)en drückt sich in verschiedener Weise aus: Als offene oder verdeckte Verweigerung von stationären Aufnahmen, als fachlich unvertretbar verkürzte Verweildauer oder als unzulängliche medizinische beziehungsweise pflegerische Leistungen. Damit hat schon längst die heimliche Rationierung - die Vorenthaltung notwendiger Güter - Einzug gehalten. Dies ist wahr, auch wenn in Wahlkampfzeiten ungeniert Empörung über die Folgen politischer Entscheidungen geheuchelt wird.

Keine Lösung nach Schema F

Die vorstehende Schilderung der Probleme und ihrer Folgen legt nahe: Es wird keine einfachen, schematischen Lösungen geben. Zunächst ist festzuhalten, dass alle Krankenhäuser und alle medizinischen Fachdisziplinen sich in die Lage versetzen müssen, besser als bisher auf die Belange von

3

Menschen mit geistiger und mehrfacher Behinderung einzugehen. Das beginnt bei der fachlichen Qualifizierung (Aus-, Fort- und Weiterbildung) aller Mitarbeitenden. Es ist nötig, geeignete Rahmenbedingungen zu schaffen. Der zumindest bei schwererer geistiger und mehrfacher Behinderung regelmäßig überdurchschnittliche Ressourcenbedarf darf nicht unter Verweis auf Durchschnittskalkulationen geleugnet, sondern muss in geeigneten Ergänzungen der DRG-basierten Krankenhausvergütung gesucht werden. Der behinderungsbedingte quantitative und qualitative Mehrbedarf kann bislang nämlich noch nicht sachgerecht im DRG-System abgebildet und aufwandsgerecht vergütet werden. Das belegen die Erfahrungen von spezialisierten Krankenhäusern, die schwerbehinderte Patient(inn)en behandeln, beispielsweise die St.-Lukas-Klinik in Meckenbeuren.

Die Formulierung eines transparenten und missbrauchssicheren Verfahrens ist eine Herausforderung an die Gremien der Selbstverwaltung im Gesundheitswesen. Die Kostenträgerschaft liegt dann selbstverständlich bei den Krankenkassen.

Spezialangebote sind nötig

Eine Alternative besteht darin, für spezielle Anforderungen Krankenhäuser oder Krankenhausabteilungen zu schaffen, die im Hinblick auf die medizinische Versorgung von Menschen mit geistiger und mehrfacher Behinderung besonders versiert und ausgestattet sind. Dafür müssen sie eine pflegetagebezogene Vergütung durch die Krankenkassen als sogenannte besondere Einrichtungen außerhalb des DRG-Systems erhalten. Ein Beispiel dafür ist das Zentrum für Behindertenmedizin am Krankenhaus Mara in Bielefeld. Zweierlei ist notwendig: erstens der Erhalt solcher spezieller Krankenhausangebote (sogenannte besondere Einrichtungen), zweitens die Aufrechterhaltung einer pflegetagebezogenen Vergütungsform, bis zweifelsfrei erwiesen ist, dass ein noch anzupassendes DRG-System diese besondere Vergütung aufwandsdeckend ablösen kann.

In der stationären Psychiatrie, in der ohnehin nicht nach dem DRG-System vergütet wird, gibt es gleichfalls Beispiele spezialisierter Angebote wie das Behandlungszentrum für akut psychisch kranke Erwachsene mit geistiger Behinderung am Krankenhaus Königin-Elisabet-Herzberge in Berlin oder die Fachabteilung Psychiatrische Therapie für Menschen mit geistiger Behinderung am Isar-Amper-Klinikum München-Ost, Haar.

Es kann kein Zweifel bestehen, dass das Regelversorgungssystem immer die erste Ansprechadresse auch für Menschen mit Behinderung sein muss. Aber für besondere Fragen sollte es ergänzende Spezialangebote im ambulanten und stationären Sektor geben. Das entspricht langjährigen Forderungen der Fachverbände der Behindertenhilfe, jüngsten Forderungen des 112. Deutschen Ärztetages und den "Potsdamer Forderungen". Dort formulierte man: "Spezielle Zentren in der ambulanten Versorgung erwachsener Menschen mit geistiger oder mehrfacher Behinderung und spezialisierte Krankenhäuser sind für die Unterstützung der Regelversorgung und für besondere Krankheitsbilder zwingend notwendig. Ärzte unterschiedlicher Fachrichtungen, Therapeuten und andere Gesundheitsfachberufe sollen dort zusammenarbeiten."[2]
Soweit der überdurchschnittliche Ressourcenverbrauch unmittelbar auf die bestehende Behinderung zurückgeht - zum Beispiel der besondere und individuelle kundige Pflege- oder Assistenzaufwand - ist es unsinnig, vom Krankenhaus zu erwarten, dass er dort immer gänzlich gedeckt werden kann. In vielen Fällen wird es notwendig sein, mit dem jeweiligen Patienten vertraute Personen mit in den Grund- und Behandlungspflegeprozess und sonstige Assistenzleistungen während des Krankenhausaufenthaltes einzubinden. Durch solche vertraute Personen kann der/die Patient(in) auch emotional unterstützt werden. Auch dazu treffen die Potsdamer Forderungen eine klare Aussage: "Eine Assistenz und Begleitung durch pädagogische Fachleute oder andere Unterstützer muss bei der ambulanten wie stationären Gesundheitsversorgung gewährleistet sein."[3]
Soweit dafür finanzieller Aufwand für Dritte (Angehörige, Einrichtungen und Dienste der Behindertenhilfe) entsteht, müssen diese die Kosten vollständig ersetzt werden. Dafür kommen verschiedene Lösungswege in Betracht: Vorrangig muss aus Sicht des Autors der Sozialhilfekostenträger in dieser Zeit für den Mehraufwand (Personal- und Fahrtkosten) aufkommen. Dies gilt insbesondere dann, wenn kundiges Personal aus Behindertenhilfeeinrichtungen diese Menschen ins Krankenhaus begleiten muss. Die Einrichtungen und Dienste müssen vor allem dann eine aufwandsdeckende Vergütung erhalten, wenn sie - wie oft der Fall - während eines Krankenhausaufenthaltes keine oder nur eine reduzierte Leistungsvergütung erhalten.

Für Menschen mit Behinderung, deren Assistenz beziehungsweise Pflegeassistenz im Rahmen des Arbeitgebermodells realisiert wird, sind die Einbeziehung ihrer Assistent(inn)en in die Betreuung während des Krankenhausaufenthalts und deren Vergütung auch über den Krankenhausaufenthalt hinaus von größter Bedeutung. Darüber hat der Deutsche Bundestag im Juni 2009 positiv entschieden. Leider trifft diese sachlich richtige Lösung nur für Menschen mit angestellten Assistent(inn)en zu. Übrigens stellten sich Krankenkassen und Sozialhilfekostenträger gegen eine solche gesetzliche Regelung. Der Begründung für die Notwendigkeit und Besonderheiten der Pflegeassistenz im Entwurf eines Gesetzes zur Regelung des Assistenzpflegebedarfs im Krankenhaus ist uneingeschränkt zuzustimmen.[4]

Wenn die Sozialhilfekostenträger während des Krankenhausaufenthalts nicht unmittelbar für den notwendigen personellen Aufwand aufkommen, der von außerhalb des Krankenhauses aufgebracht werden muss, müsste die Weitergabe aufwandsdeckender Anteile einer erhöhten Krankenhausvergütung ermöglicht werden. Dies erscheint aber dem Autor wenig logisch und praktikabel.

Es ist noch viel zu tun, um die skandalösen Mängel zu überwinden. Die Fachverbände der Behindertenhilfe bereiten deshalb ein Symposium "Der Patient mit geistiger und mehrfacher Behinderung" für den Februar 2010 in Berlin vor. Dort sollen die Probleme gründlich analysiert, gute und schlechte Erfahrungen kommuniziert und Lösungen diskutiert werden.

Anmerkungen
1. Forum selbstbestimmter Assistenz behinderter Menschen (ForseA) (Hrsg.): Ich muss ins Krankenhaus. Mulfingen, 2006.
2. Bundesvereinigung Lebenshilfe und Bundesarbeitsgemeinschaft Ärzte für Menschen mit geistiger und mehrfacher Behinderung (Hrsg.): Potsdamer Forderungen. Fachtagung "Gesund fürs Leben". Potsdam, 16. Mai 2009, 3. Forderung (www.lebenshilfe.de).
3. Ebd., 4. Forderung.
4. Bundestags-Drucksache 16/12855.
Autor/in: Prof. Dr. med. Michael Seidel
Quelle: Ausgabe 13/2009

Anhang III

Gemkow, Angelika: Sitzung des Landesbehindertenbeirates 23.10.2008, unter:

http://www.nrw.de/presse/handlungsbedarf-bei-behinderten-menschen-im-krankenhaus-5325/. Zugriff: 17.12.2013

Nordrhein-westfälische Landesbehindertenbeauftragte Angelika Gemkow: Behinderte im Krankenhaus – Defizite sind deutlich / Handlungsbedarf bei behinderten Menschen im Krankenhaus

Die Behindertenbeauftragte des Landes Nordrhein-Westfalen teilt mit:
„Wir haben dringenden Handlungsbedarf, um die Situation behinderter Menschen im Krankenhaus zu verbessern. Sie sind vom Personalabbau im Krankenpflegebereich besonders hart getroffen. Durch die „Pflege im Laufschritt" bleibt oft keine Zeit, während eines Krankenhausaufenthaltes auf die besonderen persönlichen Bedürfnisse behinderter Menschen einzugehen. Hier muss sofort Abhilfe geschaffen werden", erklärt die nordrhein-westfälische Landesbehindertenbeauftragte Angelika Gemkow heute (23. Oktober 2008) als Fazit der unter ihrem Vorsitz stattgefundenen Sitzung des Landesbehindertenbeirates. Schwerpunktthema war „Behinderung und Krankenhaus".

Gemkow: „Immer wieder schildern behinderte Menschen ihre Erlebnisse im Krankenhaus. Häufig ist das ohnehin überlastete Pflegepersonal nicht auf behinderte Menschen eingestellt, es kommt zu Problemen in der Versorgung und Behandlung. Auch Unerfahrenheit und fehlende Informationen im Umgang mit den ganz unterschiedlichen Hilfebedarfen behinderter Menschen im Krankenhaus kommen hinzu.
Beispiele: Bei einem gelähmten Patienten wird der Rollstuhl nicht neben das Bett, sondern in eine Ecke gestellt, die der Patient „ohne seinen Rollstuhl" gar nicht erreichen kann. Dem gehörlosen Patienten wird mündlich eine Diagnose mitgeteilt, die er überhaupt nicht versteht. Ein blinder Patient wird verunsichert, wenn an seinem Bett hantiert wird, ohne zu erklären, was dort gemacht wird.

Ich fordere deshalb alle Verantwortlichen im Gesundheitswesen dazu auf, die besondere Situation der behinderten Menschen in unseren Krankenhäusern kurzfristig zu verbessern und zum Thema zu machen.
Hierzu müssen aus meiner Sicht vier Punkte schnellstmöglich umgesetzt werden:

1. Bei der Aufnahme in ein Krankenhaus muss der behinderungsbedingte Bedarf des behinderten Menschen immer abgefragt werden.

6

2. In jedem Krankenhaus muss ein fachkompetenter Ansprechpartner benannt werden, an den sich das Pflegepersonal bei Fragen wenden kann.

3. Die besondere Pflege und Behandlung behinderter Menschen gehört in jede Ausbildung und Weiterbildung. Dabei müssen die Krankenhäuser die Behindertenorganisationen einbeziehen. Sie sind Fachleute in eigener Sache. Ihre spezielle Kompetenz muss in Rahmenempfehlungen und Schulungskonzepte einfließen.

4. Behinderte Menschen mit einer persönlichen Assistenz im Lebensalltag müssen diese bei Bedarf auch im Krankenhaus zur Verfügung haben."

„Potsdamer Forderungen", unter: https://www.lebenshilfe.de/de/themen-

fachliches/artikel/potsdamer_Forderungen.php ,Zugriff: 17.12.2013

Potsdamer Forderungen
der Fachtagung "Gesundheit fürs Leben"
- einer Veranstaltung der Bundesvereinigung Lebenshilfe und der BAG Ärzte für Menschen mit
geistiger oder mehrfacher Behinderung

Menschen mit geistiger oder mehrfacher Behinderung sind Teil unserer Gesellschaft. Sie haben verschiedene Fähigkeiten und Begabungen, aber auch besondere Bedürfnisse.

Wenn Menschen mit geistiger oder mehrfacher Behinderung krank werden, finden sie nur schwer ausreichende Hilfe.

Es fehlen gut vorbereitete Krankenhäuser, Ärztinnen und Ärzte, Therapeutinnen und Therapeuten sowie Angehörige der Gesundheitsfachberufe. Die betroffenen Patientinnen und Patienten und ihre Familien sind damit sehr unzufrieden und allein gelassen.

Die Konvention der Vereinten Nationen über die Rechte von Menschen mit Behinderungen sichert dagegen einen freien Zugang zu Gesundheitsleistungen und ein selbstverständliches Recht auf Gesundheit für alle Menschen mit Behinderung zu. Seit der Unterzeichnung dieses internationalen Vertrages gelten die Rechte auch in Deutschland.

Die Teilnehmer der Potsdamer Fachtagung „Gesundheit für´s Leben" fordern daher:

- Eine gute Regelversorgung, die den ganzen Menschen sieht, muss ausgebaut werden und barrierefrei zugänglich sein für alle Menschen mit geistiger oder mehrfacher Behinderung.
- In der Gesundheitsversorgung müssen der Übergang vom Jugend- ins Erwachsenenalter und die Bedarfe älterer Menschen mit geistiger oder mehrfacher Behinderung besonders berücksichtigt werden.
- Spezielle Zentren in der ambulanten Versorgung erwachsener Menschen mit geistiger oder mehrfacher Behinderung und spezialisierte Krankenhäuser sind für die Unterstützung der Regelversorgung und für besondere Krankheitsbilder zwingend notwendig. Ärzte unterschiedlicher Fachrichtungen, Therapeuten und andere Gesundheitsfachberufe sollen dort zusammenarbeiten.
- Eine Assistenz und Begleitung durch pädagogische Fachleute oder andere Unterstützer muss bei der ambulanten wie stationären Gesundheitsversorgung gewährleistet sein.
- Bei Menschen mit geistiger oder mehrfacher Behinderung müssen Besonderheiten für den Umfang der Verordnungsfähigkeit von Medikamenten, Heil- und Hilfsmitteln berücksichtigt werden.
- Alle im Gesundheitsbereich Tätigen sollen die notwendige Zeit für ihre Patienten mit geistiger oder mehrfacher Behinderung haben und leichte Sprache verwenden.
- Gute medizinische Versorgung für Menschen mit schwerster Mehrfachbehinderung stellt eine besondere Herausforderung dar. Hier braucht es neue Wege, Rahmenbedingungen und flexible Lösungen, die sich am einzelnen Menschen orientieren.
- Angebote der Vorsorge und Rehabilitation für Menschen mit geistiger oder mehrfacher Behinderung müssen ausgebaut werden.
- Für einen erhöhten Aufwand und Zeitbedarf bei Diagnostik und Therapie müssen Ärzte und Krankenhäuser eine ausreichende Bezahlung erhalten.
- Die besonderen Erkrankungsrisiken, Krankheitsbilder und therapeutischen Möglichkeiten von Menschen mit geistiger oder mehrfacher Behinderung müssen in der medizinischen Forschung verstärkt berücksichtigt werden.
- Wissen über die Besonderheiten der gesundheitlichen Situation von Menschen mit geistiger oder mehrfacher Behinderung und ihre gesundheitliche Versorgung ist wichtig. Daher muss es Bestandteil in der Aus-, Fort- und Weiterbildung von Ärzten, Therapeuten und Angehörigen der Gesundheitsfachberufe sein, umgesetzt in anerkannten Weiterbildungsprogrammen. Dies gilt auch für Mitarbeiter in der Behindertenhilfe.

- Lehrstühle für Medizin für Menschen mit geistiger oder mehrfacher Behinderung müssen sowohl für die wissenschaftliche Forschung als auch für Ausbildung und Lehre eingerichtet werden.
- Es ist Aufgabe der Politik wie anderer Verantwortungsträger im Gesundheitssystem, verlässliche Regelungen für die medizinische Betreuung von Menschen mit geistiger oder mehrfacher Behinderung zu entwickeln. Diese müssen der Konvention der Vereinten Nationen über die Rechte von Menschen mit Behinderungen entsprechen.

Potsdam, 16. Mai 2009

Statistisches Bundesamt:

https://www.destatis.de/DE/ZahlenFakten/GesellschaftStaat/Gesundheit/Behinderte/Akt uell.html, Zugriff: 17.12.2013

7,3 Millionen schwerbehinderte Menschen

Zum Jahresende 2011 lebten in Deutschland 7,3 Millionen schwerbehinderte Menschen; das waren rund 187 000 oder 2,6 % mehr als am Jahresende 2009. 2011 waren somit 8,9 % der gesamten Bevölkerung in Deutschland schwerbehindert. Etwas mehr als die Hälfte (51 %) der Schwerbehinderten waren Männer. Als schwerbehindert gelten Personen, denen von den Versorgungsämtern ein Grad der Behinderung von 50 und mehr zuerkannt und ein gültiger Ausweis ausgehändigt wurde.

Behinderungen treten vor allem bei älteren Menschen auf: So waren deutlich mehr als ein Viertel (29 %) der schwerbehinderten Menschen 75 Jahre und älter; knapp die Hälfte (46 %) gehörte der Altersgruppe zwischen 55 und 75 Jahren an. 2 % waren Kinder und Jugendliche unter 18 Jahren.

Mit 83 % wurde der überwiegende Teil der Behinderungen durch eine Krankheit verursacht; 4 % der Behinderungen waren angeboren beziehungsweise traten im ersten Lebensjahr auf, 2 % waren auf einen Unfall oder eine Berufskrankheit zurückzuführen.

Zwei von drei schwerbehinderten Menschen hatten körperliche Behinderungen (62 %): Bei 25 % waren die inneren Organe beziehungsweise Organsysteme betroffen. Bei 13 % waren Arme und Beine in ihrer Funktion eingeschränkt, bei weiteren 12 % Wirbelsäule und Rumpf. In 5 % der Fälle lag Blindheit beziehungsweise Sehbehinderung vor. 4 % litten unter Schwerhörigkeit, Gleichgewichts- oder Sprachstörungen. Der Verlust einer oder beider Brüste war bei 2 % Grund für die Schwerbehinderung.

Auf geistige oder seelische Behinderungen entfielen zusammen 11 % der Fälle, auf zerebrale Störungen 9 %. Bei den übrigen Personen (18 %) war die Art der schwersten Behinderung nicht ausgewiesen.

Bei knapp einem Viertel der schwerbehinderten Menschen (24 %) war vom Versorgungsamt der höchste Grad der Behinderung von 100 festgestellt worden; 31 % wiesen einen Behinderungsgrad von 50 auf.

Literaturverzeichnis

Fachbücher und Sammelwerke

- Cloerkes, Günther: *Soziologie der Behinderten – Eine Einführung*, Universitätsverlag Winter, 3. Auflage, 2007

- Hilgers, Sina: *DRG-Vergütung in deutschen Krankenhäusern – Auswirkung auf Verweildauer und Behandlungsqualität*, Gabler-Verlag, Wiesbaden, 2011

- Kulig, Wolfram/ Theunissen, Georg/ Wüllenweber, Ernst: *Geistige Behinderung*, in: Wüllenweber, Ernst/ Theunissen, Georg/ Mühl, Heinz (Hrsg.): *Pädagogik bei geistigen Behinderungen*, Verlag W. Kohlhammer, Stuttgart, 2006, S. 116-127

- Lingg, Albert/ Theunissen Georg: *Psychische Störungen und geistige Behinderung – Ein Lehrbuch und Kompendium für die Praxis*, Lambertus-Verlag, Freiburg im Breisgau, 6. Auflage, 2013

- Mall, Winfried: *Kommunikation ohne Voraussetzungen mit Menschen mit schwersten Beeinträchtigungen – Ein Werkheft*, Winter-Verlag, Heidelberg, 6. überarbeitete Auflage, 2008

- Menche, Nicole et al.: *Pflege heute*, Urban & Fischer-Verlag, München, 5. Auflage, 2011

- Neuhäuser, Gerhard/ Steinhausen, Hans-Christoph et al.: *Geistige Behinderung – Grundlagen, Erscheinungsformen und klinische Probleme, Behandlung, Rehabilitation und rechtliche Aspekte*, Verlag W. Kohlhammer, Stuttgart, 4. vollständig überarbeitet und erweiterte Auflage, 2013

- Nicklas-Faust, Jeanne: *Die medizinische Versorgung von Menschen mit Behinderung in Deutschland*, in: *Eine behinderte Medizin?! – Das Buch zur Kasseler Medizintagung 2001*, Lebenshilfeverlag, Marburg, 2002, S. 19-28

- Preusker, Uwe K.: *Das Deutsche Pflegesystem in 100 Stichworten*, medhochzwei-Verlag, Heidelberg, 2012

- Rüster, Kerstin: *Unterstützte Kommunikation mit elektronischen Hilfsmitteln*, in: *Eine behinderte Medizin?! – Das Buch zur Kasseler Medizintagung 2001*, Lebenshilfeverlag, Marburg, 2002, S.249-252

- Steinhausen, Hans-Christoph: *Epidemiologie, Klinik und Diagnostik der geistigen Behinderung*, in: Häßler, Frank/ Fegert, Jörg Michale: *Geistige Behinderung und seelische Gesundheit*, Schattauer Verlag, Stuttgart, New York, 2005, S.9-18

- Theunissen, Georg: *Verhaltensauffälligkeiten und psychische Störungen bei Menschen mit geistiger Behinderung* in: Wüllenweber, Ernst/ Theunissen, Georg/ Mühl, Heinz (Hrsg.): *Pädagogik bei geistigen Behinderungen*, Verlag W. Kohlhammer, Stuttgart, 2006, S. 187-198

- Theunissen, Georg: *Geistige Behinderung und Verhaltensauffälligkeiten*, Verlag Julius Klinkhardt, Bad Heilbrunn, 5. Auflage, 2011

Wissenschaftliche Arbeiten

- Frach, Friederike: *Umgang mit geistig Behinderten in der Gesellschaft*, Magisterarbeit an der Humboldt Universität Berlin, Philosophische Fakultät III, Institut für Kultur- und Kunstwissenschaften, Fachbereich: Kulturwissenschaft, vorgelegt am 16.06.2003, GRIN-Verlag, München, 1. Auflage, 2003

Periodika

- Dieckmann, Friedrich/ Giovis, Christos: *Der demografische Wandel bei Erwachsenen mit geistiger Behinderung*, in: Teilhabe – Fachzeitschrift der Lebenshilfe, Jg. 51, Heft 1/2012, S.12-19, S.12

- Harenski, Kai: *Alles andere als Wunschpatienten*, in: Deutsches Ärzteblatt, Jg. 104, Heft 27, 06. Juli, 2007, S. A 1970-A 1971

- Hempel, Ulrike: *Angst im Krankenhaus – Das unliebsame Gefühl*, in: Deutsches Ärzteblatt, Jg. 107, Heft 37, 17. September 2010, S. A 1740-A 1742

- Hohmann, Dirk: *Der PKMS ist eine gute Sache!* ,in: Die Schwester/Der Pfleger, Heft 2, 2013, Jahrgang 52, S. 188-189

- Kemmerich, Rudolf: *Menschen mit geistiger Behinderung sind gesundheitlich unterversorgt*, in: Medizin für Menschen mit geistiger oder mehrfacher Behinderung, 10. Jahrgang, September 2013, Heft 1, S. 32-25

- Lachetta, Raphael/ Schulz, Michael et al.: *Erleben von Menschen mit geistiger Behinderung während eines akutstationären Aufenthaltes – Eine systemische Literaturübersicht*, in: Pflegewissenschaften, Heft 3, 2011, S. 139-148
- Seidel, Michael: *Barrierefreiheit beginnt mit der Wertschätzung der Menschen*, in: Deutsches Ärzteblatt, Jg. 110, Heft 33, 19.August 2013, S. A 1548-A 1550
- Steffen, Petra/ Blum, Karl: *Menschen mit geistiger Behinderung – Defizite in der Versorgung*, in: Deutsches Ärzteblatt, Jg. 109, Heft 17, 27. April 2012, S. A 860- A 862
- Wieteck, Pia/Seitz, Brigitte/Sommerfeld, Walter: *PKMS-Kodierung – Exakt dokumentieren – korrekt abrechnen*, in: Die Schwester/Der Pfleger, Heft 10, 2012, Jahrgang 51, S. 1026-1032
- Zegelin, Angelika: *Pflege ist Kommunikation*, in: Die Schwester/Der Pfleger Heft 7, 2013, Jahrgang 52, S. 636-639

Gesetzestexte/ Verordnungen

- Krankenpflegegesetz vom 16.07.2003 (Bundesgesetzblatt I, S.1442)
- Ausbildungs- und Prüfungsverordnung für die Berufe in der Krankenpflege vom 10. November 2003 (Bundesgesetzblatt. I, S. 2263)
- Übereinkommen über die Rechte von Menschen mit Behinderungen vom 13. Dezember 2006 (Bundesgesetzblatt 2008 II, S. 1419)
- Gesetz zur Regelung des Assistenzpflegebedarfs im Krankenhaus vom 30. Juli 2009 (Bundesgesetzblatt 2009 I, S. 2495)

Internetquellen

- Budroni, Helmut et al.: *Dokumentation der qualitativen und quantitativen Befragung behinderter Menschen und Pflegepersonen*, in: ForseA-Kampagne: Ich muss ins Krankenhaus…und nun?, Dokumentation der Kampagne 2006/2007, S.8.-32, unter: http://www.forsea.de/projekte/krankenhaus/Dokumentation_ich_muss_ins_Kra nkenhaus.pdf.[132], Zugriff: 17.12.2013

- Gemkow, Angelika: *Sitzung des Landesbehindertenbeirates* 23.10.2008, unter: http://www.nrw.de/presse/handlungsbedarf-bei-behinderten-menschen-im-krankenhaus-5325/.[133], Zugriff: 17.12.2013

- Harms, Käte, Höfert, Rolf et al.: *Pflegerische Versorgung und Betreuung von Menschen mit geistiger und mehrfacher Behinderung im Krankenhaus*, unter: http://www.lebenshilfe-rlp.de/Aktuell/PDF_DOC/Gem_Empf_Kh.pdf[134], Zugriff: 10.12.2013

- Möhrle-Schmäh/ Irmgard, Oppolzer, Wolfgang: *Die Probleme der aufwandsgerechten Vergütung der Betreuung von Patientinnen und Patienten mit geistiger oder mehrfacher Behinderung im Krankenhaus.* ‚in: Dokumentation des Symposiums am 4. Februar 2010: Patientinnen und Patienten mit geistiger und mehrfacher Behinderung im Krankenhaus – Problemlagen und Lösungsperspektiven, S 50-57, unter: www.beb-ev.de/inhalt/patientinnen-und-patienten-mit-geistiger-und-mehrfacher-behinderung-im-krakenhaus/), Zugriff: 10.12.2012 S. 50-57[135]

- Oelke, Uta, (überarbeitet von Hundenborn, Gertrud/ Kühne Cornelia): *Ausbildungsrichtlinien für staatlich anerkannte Kranken- und Kinderkrankenpflegeschulen in NRW*, November 2003, unter: http://www.mgepa.nrw.de/mediapool/pdf/pflege/pflege_und_gesundheitsberufe/ ausbildungsrichtlinien/ausbildungsrichtlinien-krankenpflege-kinderkrankenpflege.pdf[136], Zugriff: 28.11.2013

---

[132] Internetquelle als PDF-Datei auf der beiliegenden CD hinterlegt, unter: Budroni-ForseA.
[133] Ein Ausdruck der Quelle befindet sich unter Anhang III.
[134] Internetquelle als PDF-Datei auf der beiliegenden CD hinterlegt, unter: Harms-Pflegerische Versorgung.
[135] Internetquelle als PDF-Datei auf der beiliegenden CD hinterlegt, unter: Symposium 2010.
[136] Internetquelle als PDF-Datei auf der beiliegenden CD hinterlegt, unter: ausbildungsrichtlinien-krankenpflege-nrw.

- Paulus, Michaela: *Die Situation von Patientinnen und Patienten mit geistiger oder mehrfacher Behinderung im Krankenhaus aus Sicht der Einrichtungen*, in: Dokumentation des Symposiums am 4. Februar 2010: Patientinnen und Patienten mit geistiger und mehrfacher Behinderung im Krankenhaus – Problemlagen und Lösungsperspektiven, S.35-38, unter: www.beb-ev.de/inhalt/patientinnen-und-patienten-mit-geistiger-und-mehrfacher-behinderung-im-krakenhaus/[137], Zugriff: 10.12.2012

- *„Potsdamer Forderungen" der Fachtagung Gesundheit fürs Leben*, unter: https://www.lebenshilfe.de/de/themen-fachliches/artikel/potsdamer_Forderungen.php,[138] Zugriff: 17.12.2013.

- Schimmelpfeng-Schütte, Ruth: *Differenzierte Lösungen aus sozialrechtlicher Perspektive*, in: Dokumentation des Symposiums am 4. Februar 2010: Patientinnen und Patienten mit geistiger und mehrfacher Behinderung im Krankenhaus – Problemlagen und Lösungsperspektiven, S. 90-99, unter: www.beb-ev.de/inhalt/patientinnen-und-patienten-mit-geistiger-und-mehrfacher-behinderung-im-krakenhaus/[139], Zugriff: 10.12.2012

- Schmidt, Christopher: *Die Situation von Patienten mit geistiger und mehrfacher Behinderung im Krankenhaus aus Sicht des Krankenhauses*, in: Dokumentation des Symposiums am 4. Februar 2010: Patientinnen und Patienten mit geistiger und mehrfacher Behinderung im Krankenhaus – Problemlagen und Lösungsperspektiven, S. 39-49, unter: www.beb-ev.de/inhalt/patientinnen-und-patienten-mit-geistiger-und-mehrfacher-behinderung-im-krakenhaus/[140], Zugriff: 10.12.2012

- Schnepp, Wilfried/ Budroni, Helmut: *Die problematische Situation von Patientinnen und Patienten mit Behinderung im Krankenhaus unter besonderer Berücksichtigung der ForseA-Studie*, in: Dokumentation des Symposiums am 4. Februar 2010: Patientinnen und Patienten mit geistiger und mehrfacher Behinderung im Krankenhaus – Problemlagen und Lösungsperspektiven, S. 58-64, un-

---

[137] Internetquelle als PDF-Datei auf der beiliegenden CD hinterlegt, unter: Symposium 2010.
[138] Ein Ausdruck der Quelle befindet sich im Anhang unter Anhang IV.
[139] Internetquelle als PDF-Datei auf der beiliegenden CD hinterlegt, unter: Symposium 2010.
[140] Internetquelle als PDF-Datei auf der beiliegenden CD hinterlegt, unter: Symposium 2010.

ter: www.beb-ev.de/inhalt/patientinnen-und-patienten-mit-geistiger-und-mehrfacher-behinderung-im-krakenhaus/[141], Zugriff: 10.12.2012

- Seidel, Michael: *Behinderte Menschen überfordern das Krankenhaus.* Neue Caritas, Ausgabe 13/2009, unter: http://www.caritas.de/neuecaritas/heftarchiv/jahrgang2009/artikel2009/behindert emenschenueberforderndaskranken,[142] Zugriff 17.12.2013

- Seidel, Michael: *Die Situation von Patientinnen und Patienten mit geistiger und mehrfacher Behinderung im Krankenhaus – ein Problemaufriss*, in: Dokumentation des Symposiums am 4. Februar 2010: Patientinnen und Patienten mit geistiger und mehrfacher Behinderung im Krankenhaus – Problemlagen und Lösungsperspektiven, S. 20-29, unter: www.beb-ev.de/inhalt/patientinnen-und-patienten-mit-geistiger-und-mehrfacher-behinderung-im-krakenhaus/,[143] Zugriff: 10.12.2012

- Statistisches Bundesamt: *7,3 Millionen schwerbehinderte Menschen*, unter: https://www.destatis.de/DE/ZahlenFakten/GesellschaftStaat/Gesundheit/Behinderte/Aktuell.html[144], Zugriff: 17.12.2013

- Wöhrmann, Stefan: *Lösungsperspektiven der Krankenkassen*, in: Dokumentation des Symposiums am 4. Februar 2010: Patientinnen und Patienten mit geistiger und mehrfacher Behinderung im Krankenhaus – Problemlagen und Lösungsperspektiven, S. 77-81 unter: www.beb-ev.de/inhalt/patientinnen-und-patienten-mit-geistiger-und-mehrfacher-behinderung-im-krakenhaus/,[145] Zugriff: 10.12.2013

---

[141] Internetquelle als PDF-Datei auf der beiliegenden CD hinterlegt, unter: Symposium 2010.
[142] Ein Ausdruck der Quelle befindet sich im Anhang unter Anhang II.
[143] Internetquelle als PDF-Datei auf der beiliegenden CD hinterlegt, unter: Symposium 2010.
[144] Ein Ausdruck der Quelle befindet sich im Anhang unter Anhang V.
[145] Internetquelle als PDF-Datei auf der beiliegenden CD hinterlegt, unter: Symposium 2010.

Ingram Content Group UK Ltd.
Milton Keynes UK
UKHW012053010523
421049UK00004B/365

9 783656 744184